Edith Müller-Rieckmann

Das frühgeborene Kind in seiner Entwicklung

Eine Elternberatung

Mit einem Geleitwort von Otwin Linderkamp

5., aktualisierte Auflage

Mit zahlreichen Abbildungen und Tabellen

Ernst Reinhardt Verlag München Basel

Dr. päd. habil. *Edith Müller-Rieckmann*, Dipl.-Rehabilitationspädagogin, Entwicklungspsychologin, Rostock, langjährige Erfahrung in Kinderkliniken auf dem Gebiet der Frühdiagnostik, Frühförderung und Elternberatung von neugeborenen und frühgeborenen Risikokindern. In der Vergangenheit Wahrnehmung von Lehraufträgen an den Universitäten Bielefeld und Rostock, derzeit Mitarbeit an der HMT Rostock/Institut für Musikwissenschaft und Musikpädagogik.

Titelfoto:
Ein Frühgeborenes im Inkubator.
29^{+3} SSW: Das Kind wurde nach 29 Schwangerschaftswochen plus 3 Tagen geboren.
1050 g GGW: Das Geburtsgewicht betrug 1 050 g.

Hinweis
Die Wiedergabe von Gebrauchsnamen, Handelsnamen, Warenbezeichnungen usw. in diesem Werk berechtigt auch ohne besondere Kennzeichnungen nicht zu der Annahme, dass solche Namen im Sinne der Warenzeichen- und Markenschutz-Gesetzgebung als frei zu betrachten wären und daher von jedermann benutzt werden dürften.

Bibliografische Information der Deutschen Nationalbibliothek

Die Deutsche Nationalbibliothek verzeichnet diese Publikation in der Deutschen Nationalbibliografie; detaillierte bibliografische Daten sind im Internet über <http://dnb.d-nb.de> abrufbar.

ISBN: 978-3-497-02412-4 (Print)
ISBN: 978-3-497-60127-1 (E-Book)
5., aktualisierte Auflage

© 2013 by Ernst Reinhardt, GmbH & Co KG, Verlag, München
Dieses Werk, einschließlich aller seiner Teile, ist urheberrechtlich geschützt. Jede Verwertung außerhalb der engen Grenzen des Urheberrechtsgesetzes ist ohne schriftliche Zustimmung der Ernst Reinhardt GmbH & Co KG, München, unzulässig und strafbar. Das gilt insbesondere für Vervielfältigungen, Übersetzungen in andere Sprachen, Mikroverfilmungen und für die Einspeicherung und Verarbeitung in elektronischen Systemen.

Printed in Germany
Satz: Rist Satz & Druck GmbH, Ilmmünster

Ernst Reinhardt Verlag, Kemnatenstr. 46, D-80639 München
Net: www.reinhardt-verlag.de E-Mail: info@reinhardt-verlag.de

Inhalt

Geleitwort von Otwin Linderkamp 7
Vorwort 9
Vorgeburtliches Leben 10
Frühgeburtlichkeit – Risiken und Chancen 14
   Kann und sollte eine Frühgeburt immer verhindert werden? . . . 15
   Merkmale von Frühgeborenen 17
Zur neonatologischen Betreuung von Frühgeborenen 23
Frühgeborene entwickeln sich individuell 25
   Das korrigierte Alter 26
Die Eltern-Kind-Beziehung 28
   Abpumpen und Stillen – Trinken-Lernen 29
   Gemeinsames Tun und Ruhen nach Art der Kängurus 33
   Zur Entwicklung des Sozialverhaltens (Bindungsverhalten) . . . 36
   Die Entlassung nach Hause steht bevor 38
   Essen-Lernen – schwer für alle 40
   Schlafen? 42
Spielende Pflege 45
   Die Funktionsspiele 45
   Die Konstruktionsspiele 50
   Das Handling 52
Vielfältige Entwicklung 55
   Kind und Eltern üben „Aufrichten" 55
   Erste Gehversuche 56
   Kind und Eltern im Dialog 58
   Singen, Malen, Konstruieren – musische Begegnung 62
   Ist es altmodisch, ein Tagebuch zu schreiben? 64
   Notizen aus Tagebuchaufzeichnungen von D. M.,
   einem Jungen aus der vollendeten 25. SSW 65
Entwicklungsübersichten 71
   Vorgeburtliche Entwicklung und angeborene Fähigkeiten 71

Nachgeburtliche Entwicklung im ersten Lebenshalbjahr 72
Entwicklung im zweiten Lebenshalbjahr. 74
Entwicklung im dritten Lebenshalbjahr 76
Entwicklung im vierten Lebenshalbjahr 78
Entwicklung im fünften und sechsten Lebenshalbjahr. 80

Der Beobachtungsbogen 82
Beobachtungsbogen zur differenzierten Erfassung
von Entwicklungsmerkmalen von Frühgeborenen 83

Entwicklungshabilitation für Frühgeborene 94
Kinder mit Frühgeborenen-Retinopathie 99
Unreife Frühgeborene können durch Zerebralparesen
behindert sein 100
Störungen durch Lungenunreife....................... 101
Frühgeborene mit Mehrfachbehinderungen –
zur Entwicklung eines Mädchens aus der 23. SSW.......... 102
Zu schwach, um leben zu können 104

Übungen mit frühgeborenen Kindern – ausgewählte Beispiele .. 106
Bewegungsförderung im Wasser....................... 106
Aktivierung körpereigener Funktionsspiele 109
Anbieten von Greiflingen 112
Hör-Greif-Übung mit selbst gebauter Spielstange 113
Übungen zum Essenlernen 115
Übung zum Ballspielen 117
Wählen eines Lieblingsspielgegenstandes 118
Übungen zum Turmbau 119
Anbahnung des Rollenspiels.......................... 121
Übungen zur Schwerkraftempfindung 124
Hand-Hand-Koordinationsübungen und Greifübungen 126
Übungsprogramm Händewaschen...................... 129
Übungsprogramm Händeabtrocknen 130
Übungsprogramm Malen 131
Übungsprogramm Farben ordnen 133
Förderung rhythmisch-musikalischer Bewegungsfähigkeiten.. 134

Eltern können viel tun 137

Entwicklungsberatung für Niklas 140

Was wurde aus meinen Kindern? – Ein Nachwort 150

Fachbücher, die helfend weiterführen können 151
Fremdworterklärungen und Abkürzungen................ 152
Literatur 157

Geleitwort

In der vor 20 Jahren erschienenen 1. Auflage dieses Buches schrieb ich im Geleitwort, dass 6 % aller Neugeborenen früh, d. h. vor der vollendeten 37. Schwangerschaftswoche geboren werden. Im Jahr 2011 ist der Anteil Frühgeborener in Deutschland auf 9 % von insgesamt 662.712 Geburten gestiegen. Weltweit beträgt der Anteil sogar 11 % mit Spitzenwerten von 13 % in den USA. Mit Recht spricht die WHO in ihrem 2012 erschienenen „Global Action Report on Preterm Birth" von einer neuen Epidemie, die zu erheblicher Belastung der Gesundheitssysteme und dem Risiko steigender Zahlen behinderter Kinder führt.

Glücklicherweise hat die Sterblichkeit Frühgeborener dank enormer Fortschritte von Geburtshilfe und Neugeborenenmedizin in den letzten Jahren drastisch abgenommen. In Deutschland überleben inzwischen über 90 % der Frühgeborenen nach einer Schwangerschaftsdauer von mehr als 26 Wochen und selbst von extrem unreifen Frühgeborenen mit 24–26 Schwangerschaftswochen überleben 80 %. Auch das Risiko zu schweren Behinderungen infolge ausgedehnter spastischer Lähmungen, Einschränkungen der Intelligenz oder Erblindungen hat in den letzten Jahrzehnten abgenommen. Dennoch, ein hohes Risiko bleibt. Die Zentren des Gehirnes mit ihren Funktionen können sich in der unwirtlichen Umgebung einer Intensivstation schwerer entwickeln. Präventiv wirksame, entwicklungspsychologisch orientierte Frühförderung muss daher bereits während der Intensivbehandlung als entwicklungsfördernde und familienzentrierte Betreuung beginnen und nach der Entlassung aus der Klinik konsequent fortgesetzt werden.

Ende der 1980er Jahre gehörte Edith Müller-Rieckmann gemeinsam mit Ernest Freud und Marina Marcovich zu den ersten Autoren im deutschen Sprachraum, die einen Paradigmenwechsel in der Behandlung Frühgeborener hin zu einer kind- und familienorientierten Betreuung Frühgeborener forderten. Kinderkliniken, die diese neuen Konzepte einführten, erlebten eine überraschend deutliche Verbesserung der langfristigen Entwicklung Frühgeborener. Frau Dr. Müller-Rieckmann hat seit 1986 klinisch und ambulant mit Frühgeborenen praktisch und wissenschaftlich gearbeitet. Sie hat eigene Methoden der Beobachtung von Frühgeborenen von unterschiedlicher Reife erarbeitet und kontinuierlich vervollständigt, um deren Entwicklung besser erfassen zu können. Zu dem von ihr entwickelten präventiven Rahmenprogramm gehören u. a. Förderung des Spiel-, Ess- und Sozialverhaltens und der musischen Entwicklung.

Selbst Mutter von zwei frühgeborenen, heute erwachsenen Kindern, weiß Frau Müller-Rieckmann um die Sorgen und Ängste und die alltäglichen Probleme der betroffenen Familien. Aus jeder Seite dieses Buches spricht die jahrelange Erfahrung der Autorin mit Frühgeborenen, vor allem zu Ursachen von Entwicklungsstörungen aus neuroentwicklungspsychologischer Sicht.

Die Autorin hat ein äußerst informatives und für die Praxis hilfreiches Buch geschrieben, das Eltern und allen, die Frühgeborene beruflich betreuen, Rat während des Klinikaufenthaltes und nach der Entlassung gibt. Ganz besonders geht sie auf Fehlerquellen im alltäglichen Umgang mit Frühgeborenen auf der Neugeborenen-Intensivstation ein. Die Vorbereitung der Entlassung des Kindes bildet einen besonderen Schwerpunkt. Es wird deutlich, dass die Betreuung des Frühgeborenen eine gemeinsame Aufgabe der Eltern und Fachleute bleiben muss. Dieses Buch informiert die Eltern ebenso wie die klinischen und ambulanten Betreuer, zu denen Kinderärzte, Kinderkrankenschwestern, Physiotherapeuten, Ergotherapeuten, Logopäden und andere Fachkräfte gehören, über die speziellen Probleme frühgeborener Kinder und Möglichkeiten, diese Probleme zu erkennen und zu mildern.

Prof. Dr. Otwin Linderkamp
Emeritierter Ärztlicher Direktor der Klinik für Neonatologie
Universitätsklinikum Heidelberg

Anmerkungen:
- Im Jahre 2011 wurden laut statistischem Bundesamt 662.712 lebend geborene Kinder registriert.
- Im gesamten Buch wird für sämtliche Berufsbezeichnungen aus Gründen der besseren Lesbarkeit jeweils nur die männliche Form verwendet (z. B. Ärzte, Pädagogen). Weibliche Fachkräfte sind selbstverständlich auch immer mitgemeint.

Vorwort

Als ich 1984 in einer Universitäts-Kinderklinik begann, Familien mit frühgeborenen Kindern zu beraten, musste ich manches Mal daran zurückdenken, wie es war, als meine Kinder geboren wurden:

Karla
Am 27. April 1961 wurde sie in der 34. Schwangerschaftswoche spontan geboren. Eine Nachbarin konnte gerade noch schnell genug einen Krankenwagen rufen, der mich in die Frauenklinik brachte. Auf dem Wege dorthin ahnte ich zunächst nur, dass dieser Apriltag schon der Tag sein sollte, dass ich Mutter, wir Eltern würden. Nach vier Stunden wurde mein erstes Kind zu früh geboren. Rasch wurde meine Tochter in die Kinderklinik verlegt. War sie gesund? Täglich durfte ich die Frühgeborenenstation anrufen. Nach einiger Zeit wurde Karla gelb; eine Blutaustauschtransfusion wurde nötig. Von Anfang an konnte sie gut trinken. Als sie 2 500 Gramm wog, konnten wir sie mit einem Kinderwagen nach Hause holen. Es war unser erster gemeinsamer Spaziergang als Familie.

Albrecht
Morgens gegen 4.00 Uhr am 20. Juni 1965 kündigte sich 10 Wochen zu früh die Geburt meines Sohnes an. Langsam gingen mein Mann und ich zu Fuß in die Klinik. In Sorge wegen des sehr frühen Geburtstermines trennten wir uns. Um 12.00 Uhr wurde Albrecht spontan mit einem Geburtsgewicht von 1 500 Gramm geboren. Atemnot und Trinkschwierigkeiten machten eine Intensivtherapie erforderlich. Nach etwa drei Monaten Klinikbetreuung hatte er sein Entlassungsgewicht von 2 500 Gramm erreicht. Mit dem Kinderwagen seiner Schwester holten wir ihn nach Hause – endlich. Bis dahin hatten wir unseren Sohn nur hinter Glasscheiben gesehen.

Heute dürfen Eltern so früh wie möglich Kontakt zu ihrem Kind aufnehmen. Sie lernen ein Stück Leben der Intensivstation mit seiner Ernsthaftigkeit und Hektik kennen. Wird das Kind in die elterliche Obhut entlassen, ist es ihnen schon vertrauter, längst ist es kein Neugeborenes mehr. Nun beginnt der Alltag.

Vorgeburtliches Leben

Mit der Vereinigung von männlichen Samenfäden und den weiblichen Eizellen beginnt die Verwandlung des einen wie des anderen. Es beginnt die Umformung der Eizelle in etwas Neues – die erste Phase der vorgeburtlichen menschlichen Entwicklung, die Entwicklung eines Embryos. Später, im Verlauf der fortgeschrittenen vorgeburtlichen Entwicklung, wird der Embryo Fötus genannt. Die vorgeburtliche Reifung und Entwicklung vollzieht sich nach allgemeinen Gesetzmäßigkeiten, und doch bilden sich schon im Mutterleib, unbeeinflusst von der Außenwelt, spezifische Anlagen für dieses eine neue Wesen.

Frühe embryonale Organfunktionen wie z. B. die der Lunge bereiten Atembewegungen als Voraussetzung für die tiefen ersten Atemzüge des Neugeborenen vor. Die ersten Atemmuster sind ein außerordentlich guter Ausdruck dafür, ob zwischen der körperlichen Aktivität des Neugeborenen und dem Leben außerhalb des Fruchtwassers eine angepasste Abstimmung eingesetzt hat. Schreck, Wut, Angst, Wohlbefinden bestimmen den Zustand der Atmung.

Auch ein frühembryonales Wachstumsgreifen kann bei einem 2,55 mm großen menschlichen Embryo als erste frühe Greifbewegung angenommen werden. Die Hand- und Armanlage an der jeweiligen seitlichen Körperwand des Embryos, die während des allmählichen Wachsens einsinkt, bewirkt ein Vorkippen der Armanlage. Die Handanlage beginnt sich vorzustrecken und dem Greifen ähnliche Bewegungen auszuführen. Allmählich wachsen aus den häutigen Rändern der Hand die Finger. Die Bewegungen werden zu Vorläufern der späteren Fähigkeit des Neugeborenen, unwillkürlich klammern und greifen zu können.

Saugbewegungen und vorgeburtliche Greifbewegungen sind in ihrem Entwicklungsgeschehen eng miteinander verbunden. An Frühgeborenen wurde beobachtet, dass sie beginnende greifende Fingerbewegungen nur dann ausführten, wenn bereits kräftige Saugbewegungen vorhanden waren.

Über das Sinnessystem bahnen und entwickeln sich Befindlichkeiten (Emotionen) des wachsenden ungeborenen Kindes. Ohren und Hören (auditives System), Gleichgewichtssystem (vestibuläres System) sowie die Haut und das Tasten (taktiles System) vermitteln dem Kind in der

Die vorgeburtliche Entwicklung

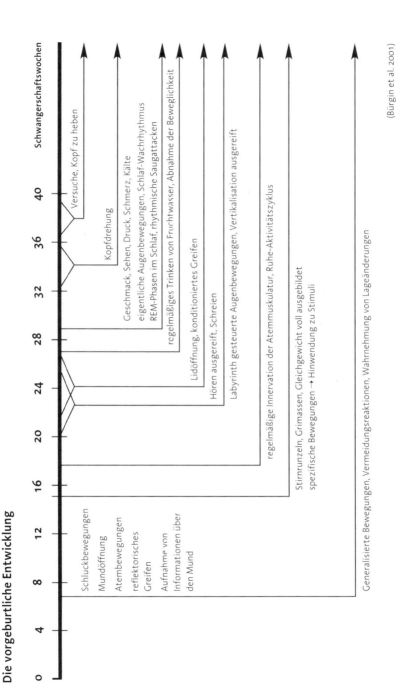

(Bürgin et al. 2001)

Gebärmutter Reize aus der intra- und extrauterinen Umwelt. Diese vorgeburtlichen Wahrnehmungsprozesse bewirken Kopfbewegungen, Augenbewegungen und große Körperbewegungen. Schwerkrafterleben, Sicherheitsgefühle, Sprachverständnis, Sprechvermögen, spielerische zwischenmenschliche Beziehungen werden durch intrauterine Empfindungen und Wahrnehmungen vorbereitet. Dieses Wahrnehmen von Signalen, Informationen, Reizen ist vom jeweiligen Reifeprozess des Gehirnes abhängig: In der 2.–12. Schwangerschaftswoche (SSW) bildet die Struktur der vorhandenen Nervenzellen das Fundament des Reifens. Danach beginnt mit der 13. SSW das Wachstum der langen (Axone) und kurzen (Dendriten) Nervenfortsätze, um zu den Schaltstellen (Synapsen) gelangen zu können. Unzählige Nervenzellen stehen nun in Verbindung miteinander. In diese 2. Phase fällt mit der 22. SSW z.b. die Ausreifung der Vertikalisation – die Fähigkeit des Menschen des aufrechten Lebens. In der 26. SSW beginnt das Ungeborene Fruchtwasser zu trinken. Ein Zeitpunkt, zu dem die langen Fortsätze im Zentralnervensystem (ZNS) und im Rückenmark von einer stark fetthaltigen Substanz spiralenförmig umhüllt werden. Das Mark oder Myelin, eine weiße Substanz, wird für eine störungsfreie Weiterleitung der ankommenden Impulse zu den Nervenzellen (graue Substanz) benötigt. Mit der 29. SSW ist eine dritte Etappe des Reifeprozesses erreicht (Keller/Simbrunner 2007). Die Myelinisierung ermöglicht nun eine Impuls-Auswahl mit Verknüpfungen zu einem komplexen Netzwerk. Druck, Schmerz und Kälte können z. B. nun vom Ungeborenen wahrgenommen werden (s. Tabelle Übersicht zur vorgeburtlichen Entwicklung). Die Myelinisierung vollzieht sich bis über das 25. Lebensjahr hinaus (Kleinfeld/Köhler 2011). Dies ist sehr wichtig zu wissen und zu bedenken, um nicht zu früh negative Prognosen zu Entwicklungsfragen zu stellen. Werden diese Zusammenhänge tiefgründig bedacht, so wird aber doch auch sehr deutlich, dass für zu Frühgeborene mit einem Gestationsalter vor der vollendeten 24. Schwangerschaftswoche wenig Chancen für eine gute Lebensqualität bestehen. Das Fundament für Reifung und Entwicklung außerhalb der Gebärmutter ist zu schwach (Ramsauer 2012).

Mit der Geburt verfügt das Neugeborene über die Fähigkeit, Gefühle haben zu können (Emotionalität). Angeborene emotionale Sensibilität zu erhalten, ist eine wesentliche Voraussetzung für den Säugling zu lernen, Bindungen mit Eltern und anderen Menschen einzugehen, also menschliche Lebensweise zu erlernen. So trifft es auch für Frühgeborene zu. Auch für sie ist der Übergang vom Leben in der Begrenztheit der Gebärmutter in die Außenwelt (von intrauterin zu extrauterin) die Geburt. Zentrales Erlebnis des Geborenwerdens aus der wärmenden, schützenden und nährenden Lebenssituation in einer fein abgestimmten Interaktion mit der Mutter ist das Verlassen des Dunklen in das Helle der Welt. Die Geburt wirkt wie ein Schock auf die angeborenen Temperamentsbesonderheiten und vorgeburtlich erlernten Fähigkeiten des Frühgeborenen. Anpassungsschwierigkeiten können die Folge sein.

Das zu früh geborene Kind verfügt jedoch über körperliche und seelische Kräfte aus der vorgeburtlichen Entwicklung, die ihm helfen, außerhalb der Gebärmutter tüchtig zu werden. Diese Ressourcen, die das Kind mitbringt, sollten uns ermutigen, auch extrem unreifen Frühgeborenen entsprechende Hilfe und Liebe angedeihen zu lassen.

Frühgeburtlichkeit – Risiken und Chancen

Je früher ein Kind geboren wird, desto näher befindet es sich noch in seinem körperlichen Wachstum (Reife), seiner Erlebens- und Fähigkeitsentwicklung dem Zustand der Vorgeburtlichkeit, dem pränatalen Zustand. Welches Kind ist ein zu früh geborenes?
Zur Berechnung des Geburtstermines eines Kindes werden vom vermutlichen Zeitpunkt der Befruchtung an 40 Schwangerschaftswochen zugrunde gelegt. *Als zu früh geboren bezeichnet man diejenigen Kinder, die vor vollendeten 37 Schwangerschaftswochen lebend geboren werden.* Umstände, die zur Frühgeburt führen, können mannigfaltig sein und sind zu trennen in Ursachen vonseiten der Mutter und vonseiten des Kindes:

I. Mütterlicherseits:

Allgemeinkrankheiten, z. B.

- Infektionen
- Gestose (krankhafte Schwangerschaftsstörungen, die meist mit erhöhtem Blutdruck einhergehen)
- Anämie (zu wenig rote Blutkörperchen)
- Herzerkrankungen
- Lungenerkrankungen
- Diabetes (Zuckerkrankheit)
- Hyperthyreose (Überfunktion der Schilddrüse)
- das Hellp-Syndrom (**h**aemolysis, **e**levated **l**iver functiontest, **l**ow **p**lated counts)

Psychosoziale Belastungen, z. B.

- Stress
- schwere Arbeit
- alleinstehend
- Nikotinmissbrauch
- Alkoholmissbrauch
- sonstiger Drogenmissbrauch (eingeschlossen Medikamente)
- Unterernährung der Mutter

Anomalien und Erkrankungen der Gebärorgane, z. B.

- Uterus myomatosus (gutartige Geschwulstbildungen in der Gebärmutter)
- Uterus bicornis (Fehlbildungen der Gebärmutter)
- Placenta praevia (Mutterkuchen sitzt vor Uterusausgang)
- Zervixinsuffizienz (Schwäche des Gebärmuttermundes)
- vorzeitiger Blasensprung

Mehrlingsschwangerschaft

Alter der Mutter
- unter 16 Jahre
- über 35 Jahre

II. Kindlicherseits:

Infektionen
Fehlbildungen aller Art, insbesondere in Verbindung mit einem Polyhydramnion (zu viel Fruchtwasser)
Rh-Inkompatibilität
Nabelschnurstörungen

Alle genannten möglichen Ursachen können Indikationen für den Geburtshelfer sein, die Entbindung vorzeitig einzuleiten. Die unverhoffte Frühgeburt meist unklarer Ursache betrifft etwa 4 % aller Geburten. Versehentlich kommen zu frühe Geburtseinleitungen durch falsche Terminberechnungen vor.

Kann und sollte eine Frühgeburt immer verhindert werden?

In Deutschland werden z. Z. jährlich etwa 60 000 Kinder zu früh geboren. Der Frage, wie eine weitere Senkung von Frühgeburten weiterhin bewirkt werden kann, gehen derzeit Mitarbeiter des Berliner Institutes für Perinatale Medizin mit ihrem „Frühgeburtenvermeidungsprogramm" nach. Was kann getan werden – was wird getan: Besonders wichtig wäre eine bessere Betreuung aller Schwangeren. Aufsteigende Infektionen vom Genitalbereich her könnten frühzeitiger behandelt werden. Die Krankheitserreger dringen vor bis in die Gebärmutter und bewirken oftmals einen vorzeitigen Blasensprung. Wehenhemmende Mittel können die einsetzende zu frühe Geburt häufig nicht mehr aufhalten, was bei schweren Infektionen auch nicht sinnvoll wäre. Je rascher, z. B. mit Antibiotika, Kind und Mutter behandelt werden können, desto geringer ist die Gefahr, dass das Ungeborene Schaden nehmen könnte. Droht eine Sepsis, muss so früh wie möglich und nötig der Kaiserschnitt vollzogen werden. Noch bedrohlicher wird ein plötzlich auftretendes HELLP-Syndrom (HELLP steht für Haemolysis, Elevated Liver enzyme levels, Low Plated count; auf Deutsch: Zerfall des Blutes, Anstieg der Leberwerte, Abfall der Thrombozyten). Nur die rasche Operation kann den Tod der Mutter verhindern.

> J. W. ist ein Mädchen, geboren in der 23. SSW per Kaiserschnitt mit einem Geburtsgewicht von 490 Gramm. Sie ist das zweite Kind der Familie. Das erste Kind war eine Totgeburt bei sich entwickelndem HELLP-Syndrom der Mutter. Zu rasch folgte die erneute Schwangerschaft mit J., sodass es in der 23. SSW wiederum zu schwersten Zeichen eines HELLP-Syndroms kam und dazu auch noch rasant verlaufend als Trias. Eine Massenblutung konnte gerade noch verhindert, das Leben der Mutter gerettet werden. Sehr lange dauerten Heilungs- und Erholungsprozess (s. a. Frühgeborene mit Mehrfachbehinderungen).

In Heidelberg wurden Erfahrungsberichte von Schwangeren gesammelt, die, zur Vermeidung der Frühgeburt, einige Wochen in Ruhe liegend in der Frauenklinik verbringen mussten. Ihre persönliche Einstellung, mitbewirkt durch einfühlsame und aufklärende Gespräche mit Ärzten und Schwestern, dem Partner und der Familie, half ihnen oftmals, die Schwangerschaft noch um einige Wochen, manchmal leider auch nur um wenige Tage, zu verlängern. Aber was ist mit all den Frauen, denen es nicht so gut geht, einen liebevollen Partner, eine stützende Familie zu haben? All den Männern und Frauen, die kämpfen müssen, sich von der Sucht nach Nikotin, Alkohol, Medikamenten und Drogen zu befreien? Wenn Beratung, Therapie und Selbsthilfegruppe noch keine rechte Hilfe gebracht haben? Dann sollte ein „Vertrag" mit dem erwünschten oder schon zu erwartenden Kind geschlossen werden, alles für seine Gesundheit zu tun. Aus dieser Verantwortlichkeit wird das eigene werdende Kind dann zum besten helfenden Partner. Gelingt das Loskommen von jeglicher Art von Drogen nicht und sollten Frühgeburtsbestrebungen, z. B. in der 26. Schwangerschaftswoche, bestehen, sollte die Geburt nicht aufgehalten werden. Unter fachgerechter neonatologischer Intensivmedizin hat auch dieses Frühgeborene bessere Entwicklungschancen.

Merkmale von Frühgeborenen

Wenngleich ein *allgemeiner Rückgang* der Frühgeburtlichkeit zu beobachten ist, so ist dennoch deutlich mit einer erheblichen *Zunahme der sehr unreifen Frühgeborenen* zu rechnen, also jenen Kindern, die *vor der vollendeten 28. Schwangerschaftswoche* lebend geboren werden. Wenn das Gestationsalter (Alter in Schwangerschaftswochen) des Frühgeborenen nicht bekannt ist, wird der Reifegrad nach der Geburt, z. B. mit dem neuen Ballard-Test oder dem Test von Dubowitz-Farr, durch Ermittlung von äußeren, körperlichen Merkmalen und durch Bestimmung der neuromuskulären Reife geschätzt. Deutlich unterscheidet sich das Frühgeborene von reifgeborenen Kindern:

- Frühgeborene sind kleiner und leichter. Jedoch scheint es so, als würden derzeit Frühgeborene mit höheren Geburtsgewichten in den jeweiligen Schwangerschaftswochen geboren.
- Fettpölsterchen fehlen.
- Die Haut ist durchsichtig und leicht gerötet und gewährt fast Einblick in den kleinen Körper.
- Finger- und Zehennägel haben die Kuppen noch nicht ganz erreicht.
- Der Körper kann mit feinen, wolligen Haaren (Lanugo) bedeckt sein.
- Manchmal fehlen die Augenbrauen.
- Unregelmäßiges Atmen kann auftreten.
- Die Körpertemperatur kann schwanken.
- Eine kräftige Faust mit eingeschlagenem Daumen kann an den Händen zu sehen sein.
- Suchen mit dem Mund, Saugen und Schlucken sind schwächer ausgebildet und können Schwierigkeiten bereiten.
- Beim Schreien werden Bewegungen streckender, eckiger.
- Greifende Bewegungen und Saugbewegungen sind bei sehr unreifen Frühgeborenen aneinander gekoppelt.
- Koordinierte Mund-Hand-, Mund-Daumen-, Ohr-Kopf-Bewegungen sind gut zu beobachten.
- Frühgeborene haben einen rhythmischen Wechsel von Ruhe und Aktivität.
- Eine geglättete Stirn zeigt Ruhe und Wohlbehagen an.
- Steil aufgestellte Stirnfalten drücken Unmut aus. Frühgeborene sind häufig berührungs-, licht- und lärmempfindlich.
- Sie zeigen Differenzierungen zu Geschmack, Druck und Schmerz an.

- Charakteristische Bewegungsmuster von Frühgeborenen:
  Kleine feine Bewegungen
  – Koordinierte Saug- und Atembewegungen
  – Kopfbewegungen (Kopf-Ohr-Koordination)
  – Räkeln
  – Gähnen
  – Mund-Hand-Koordination
  Große Bewegungen
  – Arm- und Beinbewegungen in Beugehaltung
  – Kleine Ausladungen
  – Schreitbewegungen
  – Seltener auch Rumpfbewegungen
- Charakteristik der Spontanmotorik (nach Hadders-Algra):
  1. Lebenswochen writhing-movements
  tight writhing (kleine Ausladungen in Beugehaltung)
  loose erithing (locker werdend)
  ab 8 Lebenswochen tritt eine grundlegende Änderung der Spontanmotorik in drei charakteristischen Bewegungsmustern ein
- Spontanmotorik von extrem unreifen Frühgeborenen um die 8./9. Lebenswoche:
- Unregelmäßige, wackelnde, pendelnde Bewegungen werden eher an den Armen beobachtet als an den Beinen
- Pendelnde Armbewegungen
- Perlende, unruhig-nervöse Bewegungen (fidgety-like movements); kleine, runde irreguläre Bewegungen, die tanzartig am ganzen Körper auftreten können, aber auch hüpfende Zick-Zack-Bewegungen sein können
- Zeitgleich treten schnelle Bewegungen der Arme und Beine auf i. S. von winkend-klatschenden Bewegungen (Aufklatschen) bei Wohlbefinden des Kindes

Anhand von Perzentilen (kurvenförmige Messlatte) kann geprüft werden, ob entsprechend der erreichten Schwangerschaftswoche das richtige Verhältnis von Tragezeit zu Körpergröße und Geburtsgewicht besteht. Ein Frühgeborenes, geboren mit 27 Schwangerschaftswochen, sollte beispielsweise ein Geburtsgewicht von 800–900 Gramm haben. Je unreifer ein zu früh geborenes Kind ist, desto komplexer und gravierender sind seine klinischen Probleme. Die amerikanische Ärztin Virginia Apgar führte ein Untersuchungsschema zur Prüfung des klinischen Zustandes – den Apgar-Test – in die Perinatologie ein. Geprüft werden die Hautfarbe, die Atmung, der Herzschlag, die Muskelspannung (Muskeltonus) und Antwortreaktionen auf das Absaugen der Nase und/oder auf ein Fingerschnippen an der Fußsohle. 7–10 Punkte kann ein Kind erhalten, wenn es gesund ist, keine Startschwierigkeiten nach der Geburt hat. Die Haut ist rosig, das Schreien setzt unregelmäßig bis regelmäßig ein. Der Herzschlag liegt über 100 pro Minute, mehr oder weniger kräftige Bewegungen an Armen und Beinen sind beobachtbar. Die Antwortreaktionen können Grimassieren, Schreien und Husten sein.

In der nachfolgenden Übersicht sind die wesentlichsten klinischen Probleme Frühgeborener dargestellt:

Klinische Probleme	Ursachen, Begleiterscheinungen
Hypothermie (zu geringe Körpertemperatur)	Wenig subkutanes (Unterhautfettgewebe) und braunes Fett
Atemstörungen	
– Asphyxie (der Erstickung nahe)	Fehlender Atemantrieb, Sauerstoffmangel
– Alveolenkollaps (Versagen der Lungenbläschen)	Surfactantmangel
– Ineffiziente, paradoxe Atmung (leistungsarme, zuwiderlaufende Atmung)	Instabiler Thorax, schwache Muskulatur
– Periodische Atmung	Unreife des Atemzentrums
– Apnoen (Atemstillstand, -lähmung)	Instabiler Thorax; Atemwegseinengung
– Aspirationsneigung (Eindringen von festen und flüssigen Teilen in die Lunge)	Mangelhafter Schluck-/Hustenreflex
– Bronchopulmonale Dysplasie (chronische Lungenerkrankung)	Unterentwickelte (unreife) Lungen Empfindlichkeit des Lungengewebes auf mechanische Einwirkungen durch künstliche Beatmung, auf Sauerstoff und Infektion
Offener Ductus Arteriosus (offene Verbindung zwischen Lungen- und Körperschlagader)	Unreife des Blutgefäßsystems, Sauerstoffmangel
Frühgeborenenretinopathie (Netzhauterkrankung der Augen)	Erhöhte Empfindlichkeit der Netzhautadern gegenüber zu viel oder zu wenig Sauerstoff

Klinische Probleme	Ursachen, Begleiterscheinungen
Störungen des zentralen Nervensystems	Unreife
– peri-, intraventrikuläre Blutung (Blutungen an/in den Hirnkammern)	Blutungsneigung des Frühgeborenen, zerreißbare Blutgefäße, Sauerstoffmangel
– Zerebralparesen unterschiedlichen Ausmaßes (Bewegungsbehinderungen mit schlaffer oder versteifter Muskulatur)	Hirnblutungen, Sauerstoffmangel, Durchblutungsstörungen des Gehirns
– Bewegungsauffälligkeiten	Unreife, Sauerstoffmangel während der Geburt, Anpassungsschwierigkeiten
Gastrointestinaltrakt (Magen-Darm-Erkrankungen)	
– Trinkschwäche und Erbrechen	Saugen und Schlucken mangelhaft, kleiner Magen, verzögerte Entleerung des Magens
– Darmblähung, Ileus (Darmverschluss) mit Erbrechen	
– Durchfälle	Mangel an Enzymen und Beweglichkeit des Darmes, gestörte Aufnahme der Nahrung in das Blut
– Nekrotisierende Enterokolitis (Absterben von Darmzellen)	Dehnungen durch Nahrung und Schock erlauben Bakterien, in die Darmwand einzudringen, und bewirken das Absterben von Zellen des Darmes (Nekrosen); das Darmgewebe zerreißt (Perforation)
Leberunreife (zuviel gelbbrauner bis rötlicher Farbstoff der Galle im Blut)	
– Hyperbilirubinämie	Geringe Verstoffwechselung und Ausscheidung von Bilirubin und einigen Medikamenten in den Darm
– Intoxikation (Vergiftungen)	Gestörte Verstoffwechselung
– Gerinnungsstörungen des Blutes	Mangel an Vitamin-K-abhängigen Gerinnungsfaktoren oder deren Verbrauch bei schweren Infektionen
– Hypoglykämie (zu wenig Blutzucker)	Geringe Glykogenspeicher, die die Speicherung von Zucker im Blut bewirken
Nierenunreife	
– Nierenversagen	Niedriger Blutdruck, eingeschränkte Nierenfunktion
– Medikamentenintoxikation	Verminderte Nierenfunktion
– Überwässerung oder Wassermangel	Fähigkeit zu Verdünnung und Konzentrierung des Urins eingeschränkt
– Acidose (Übersäuerung des Blutes)	Störung im Säure-Basen-Ausgleich

Klinische Probleme	Ursachen, Begleiterscheinungen
Infektionsneigung	Mangel an Antikörpern, unreife Funktion der weißen Blutzellen; Schläuche zur Beatmung in der Luftröhre und zur Ernährung in Blutgefäßen begünstigen das Eindringen von Infektionskeimen.
Anämie (Mangel an roten Blutkörperchen, verminderte Blutbildung)	Blutentnahmen bei kleinem Blutvolumen oder Blutungen (Hirnblutungen, Nebennierenblutungen)
Hypotension (niedriger Blutdruck) – Schock	Geringer Blutdruck. Der Blutdruck kann so gering sein, dass die Schockgrenze erreicht wird.
Verletzungen, Blutungen (Hirnblutungen)	Dünne Haut, weiche Knoten, leicht einreißende Blutgefäße; Blutungsneigung

Entwicklungsbiologisch-psychologische Probleme	Ursachen, Begleiterscheinungen
Unterbrechung vorgeburtlicher Fähigkeitssysteme nach der Geburt	Zu frühe Geburt. Die bereits erworbenen Fähigkeiten können die Neugeborenen nicht umsetzen aufgrund von Überstimulierung: notwendigerweise durch medizinische Versorgungen, aber auch durch nicht adäquate Stimulationsprogramme, durch Nichtachtung der besonderen Spontanmotorik der extrem unreif Frühgeborenen.
Frühgeborene zwischen der 25. und ca. 30. SSW haben eine andere Spontanmotorik als Reifgeborene.	Frühgeburt vor der 30. SSW. Die andersartige Spontanmotorik wird oft noch als „krankhaft" fehlinterpretiert.
Die mütterlichen Informationskanäle intrauteriner Art sind unterbrochen; die visuelle Wahrnehmung über das Auge setzt weitaus früher ein.	Geeignete Inkubatoren fehlen oft noch; sie müssen so gestaltet sein, dass das Kind eigenaktiv ohne äußere Einflussnahme die veränderte Reizlage und Informationsverarbeitung aufnehmen kann.

Entwicklungsbiologisch-psychologische Probleme	Ursachen, Begleiterscheinungen
Vorübergehend gestörte Verhaltensmuster durch Erkrankungen können sich verfestigen.	Zu frühe Geburt, Geburtstrauma; zu rasche Aufnahme von inadäquaten Stimulationen; das Kind hat zu wenig Zeit, gesund zu werden; andererseits wird z. B. mit Such-, Saug- und Schluckversuchen aus entwicklungsdiagnostischen Gründen zu zaghaft begonnen.
Bindungsbestrebungen des zu früh geborenen Kindes können sich eigenaktiv im Verlauf des ersten Lebenshalbjahres entwickeln, aber auch fixiert werden.	Aufgrund der nonverbalen Kommunikation besteht ständig die Gefahr der Übertragung des Gefühlszustandes des Erwachsenen; somit besteht oftmals eine zu frühe, hohe Erwartung an die Zuwendungsfähigkeiten des kleinen Kindes (z. B. Kuscheln, Blickkontakt). Das Funktionsspielen wird dagegen oft zu wenig gefördert.

Der mütterliche Organismus war bislang die Umwelt. Er bestimmte die Vorgänge von vorgeburtlichem Wahrnehmen und Erleben. Das (wenn auch zu früh) Neugeborene kann auf Töne reagieren. Es kann tasten, schmecken und sehen – entsprechend seiner erreichten vorgeburtlichen Entwicklungsgeschichte.

Die weitere Entwicklung (Prognose), besonders der sehr unreifen Frühgeborenen, ist extrem von der Behandlung der klinischen Probleme nach der Geburt in speziell dafür ausgerüsteten Kinderkliniken abhängig. Vor allem sind lange Transporte zu vermeiden, was nur möglich wird, wenn Perinatalzentren die Versorgung der Frühgeborenen übernehmen. Ein Perinatalzentrum ist eine gemeinsame Einrichtung zwischen Frauen- und Kinderklinik, also eine räumlich enge Verbindung zwischen Geburtshilfe und Neonatologie, die eine intensive Zusammenarbeit zwischen den Geburtshelfern und den Kinderärzten ermöglicht.

Zur neonatologischen Betreuung von Frühgeborenen

Nicht selten wird die Geburt eines sehr kleinen Kindes schonend und für das Kind möglichst stressfrei durch eine Kaiserschnittentbindung (sectio caesarea), eine operative Entbindung, durchgeführt. Sauerstoffmangel und Verletzungen des Gehirnes können hierdurch meist vermieden werden. Andere Neugeborene werden spontan und unerwartet zu früh geboren. In jedem Fall sind eine Erstversorgung und eine längere Intensivbetreuung nach der Geburt auf einer perinatologischen Station einer Kinderklinik für das frühgeborene Kind lebensnotwendig. Nach der Geburt wird das Frühgeborene rundum mit Wärme versorgt. Ständig wird die Körpertemperatur kontrolliert. Es wird überprüft, ob die Atemwege durchgängig genug sind. Sollten sich Fruchtwasser, Blut oder Schleim in Mund und Nase befinden, werden diese durch Absaugen mit einem feinen Schlauch frei gemacht. Erst wenn die Sauerstoffversorgung für das Baby gewährleistet ist, kann es zur weiteren Betreuung verlegt werden. Oberstes Gebot ist es, eine Beatmung zu vermeiden. Bleibt die spontane Atmung nicht ganz zufriedenstellend, wird eine Atemhilfe CPAP gegeben, um für die spontane Atmung zu sorgen. Auch kann unterstützend ein Surfactat gegeben werden, eine Substanz, die den Gasaustausch verbessert. Sollten die Lungen sehr unreif sein und die gewünschte Regulierung nicht eintreten, wird eine Beatmung des Kindes mittels einer Beatmungsmaschine notwendig, die von Hand durch den Intensivmediziner gesteuert wird. Der Herzrhythmus wird geprüft durch Abhören des Brustkorbes. Überwachungsgeräte für Herz und Lunge zeigen an, ob diese Organe gut funktionieren. Zwischen dem Gerät und dem Kind befinden sich demzufolge Schnüre, die die kindlichen Zeichen auf das Gerät übertragen und so kontrollierbar machen. Ein Neugeborenenscreening des Blutes nach 36 Stunden des Geborenseins gehört zur Sorgfaltspflicht des Intensivmediziners.

Unter fachgerechter Begleitung wird das Frühgeborene in eine Kinderklinik verlegt, die über eine Intensivpflegestation für Früh- und Neugeborene verfügt. Besser ist es allerdings, wenn der Transportstress und die Trennung von Mutter und Kind vermieden werden, d. h. Neugeborenenintensivstation und Frauenklinik im gleichen Gebäude untergebracht sind. Am optimalsten ist eine Wand-an-Wand-Perinatologie.

Hier wird das Kind die ersten Wochen seines Lebens im Brutkasten (Inkubator) verbringen. Gleichmäßig warm, bei richtigem Feuchtigkeitsgehalt, locker gewickelt und mit nacktem Oberkörper liegt das Baby im durchsichtigen Inkubator, sodass das Kind ständig beobachtet werden kann. Sechs Öffnungen ermöglichen dem Personal, den Säugling im Inkubator zu versorgen, sodass ein Wärmeverlust vermieden wird. Der Inkubator ist gewissermaßen die Ersatzgebärmutter und schützt das Kind. „Minimal handling" – wenig Störung – in den ersten Lebensphasen des zu früh geborenen Kindes ist ein Gebot für Ärzte, Schwestern, Eltern. Neben der neonatologischen Versorgung ist die augenärztliche Kontrolle wegen der Unreife aller unter 32. SSW zu früh geborenen Kinder und solcher, die längere Zeit Sauerstoffgaben erhielten, erforderlich, um einer Frühgeborenennetzhauterkrankung vorbeugen zu können.

Die Ernährung des Kindes mit Frauenmilch wird exakt anhand eines Kalorimeters entsprechend den kindlichen Bedürfnissen festgelegt. Meist haben die Kleinen noch nicht die Kraft, volle Mahlzeiten selbstständig zu trinken. Mittels einer Sonde, einem dünnen Schlauch, der durch die Nase in den Magen geführt wird, wird das Frühgeborene für einige Wochen ernährt. Gelegentlich ist ein Nahrungsdauerfluss über einen Perfusor (Pumpe zum Transport flüssiger Nahrung) notwendig. Je nach dem Befinden des Kindes wird es nach einiger Zeit den Inkubator verlassen können und in ein normales Bett gebracht werden. Zwischenstation kann, je nach Wachstumsverlauf, ein Wärmebettchen sein.

In modernen medizinischen Perinatalzentren sind verhaltenssteuernde, entwicklungspsychologische und neuropsychologisch-physiologisch orientierte Therapien mit Familienberatung Bestandteil der neonatologischen Versorgung. Auch ist es wünschenswert, noch während der klinischen Zeit mit dem späteren Kinderhausarzt gemeinsam die Entlassung zu beraten.

Frühgeborene entwickeln sich individuell

Häufig ist das zu früh geborene Kind das erste Kind noch unerfahrener Eltern. Genau wie Reifgeborene auch wird es individuelle Eigenheiten in der Art und Weise der Entwicklung haben. Jedoch wird man in der Entwicklung des zu früh geborenen Kindes mit erheblichen Unregelmäßigkeiten in seinen unterschiedlichen Verhaltensweisen rechnen müssen. Besonders bei den sehr unreifen, kleinen Frühgeborenen werden Entwicklungsunterschiede zwischen den großen Bewegungen und den feinen, kleinen Bewegungen, die für willkürliche Handlungen benötigt werden, auftreten.

Normalerweise vollzieht sich bei termingeborenen Säuglingen ein Wechsel der Qualität der Bewegungen im zweiten Lebensmonat. Die unwillkürlichen Bewegungen z. B. der Arme und Hände werden willkürlicher, zielgerichteter. Beobachtungen der Bewegungsmuster von Frühgeborenen haben gezeigt, dass bei Frühgeborenen einige Wochen früher als bei Reifgeborenen ein solcher Wechsel eintritt. Die veränderten äußeren Bedingungen nach der Geburt bewirken wahrscheinlich eine schnellere Reifung des Nervensystems und ermöglichen vermutlich andere Anpassungsfähigkeiten des Verhaltens des zu früh geborenen Kindes auf die Fähigkeit, greifen zu wollen. Wahrscheinlich werden Frühgeborene aus diesem Grunde in ihren feinmotorischen Fähigkeiten schon während des klinischen Aufenthaltes eher unterfordert. Häufig gilt das Augenmerk der Fachleute zu sehr der Grobmotorik, die in ihrer Entwicklung eher parallel zum Gestationsalter verläuft. Möglicherweise ist somit krankengymnastische Therapie, die sich auf die Behandlung der großen Bewegungen richtet, eine Überforderung für das Frühgeborene.

Um Entwicklungsverläufe entwicklungspsychologisch gerechter zu beachten und angemessene Hilfe für eine harmonische Entwicklung anzubieten, sollten Wahrnehmungsfähigkeiten, Koordinierungsleistungen und Sozialverhalten im Vordergrund stehen. Unter Beachtung der Wechselwirkung von kindlichen Persönlichkeitseigenschaften, Umweltbedingungen und körperlichen Voraussetzungen werden Fehldiagnosen und eingleisige Therapien vermeidbarer.

Innerhalb und außerhalb der Gebärmutter ist die Entwicklung von Bewegungsfähigkeiten in ihrer Dynamik von der 28. bis zur 52. Schwangerschafts- bzw. Lebenswoche gleichartig (Bürgin 1984). In der Entwicklungsabfolge der großen Bewegungen unter Berücksichtigung des korrigierten Alters bestehen zwischen gesunden Reif- und Frühgeborenen bis zum Erreichen des freien Gehens keine wesentlichen Unterschiede (Böttcher 1989). Schwieriger wird es, wenn, bedingt durch Intensivtherapie und langen Klinikaufenthalt, extreme Entwicklungsverzögerungen entstehen. Meist sind diese Entwicklungsdiskontinuitäten zwar aufholbar, machen aber im Entwicklungsprozess des Kindes Schwierigkeiten für einen harmonischen Ablauf. Folgesymptome solcher Entwicklungsstörungen sind extreme Bevorzugung einer Körperseite, schlechte Kopfkontrolle und häufig eine allgemeine Schlaffheit der Muskulatur. Auch Überstreckungsneigungen mit verkrampften Muskeln können beobachtet werden.

In der Alltagspraxis werden leider grobmotorische Leistungen häufig zum Maßstab des allgemeinen Entwicklungsstandes von noch sehr kleinen Frühgeborenen. Keineswegs müssen Entwicklungsverzögerungen oder -andersartigkeiten der großen Bewegungen etwas über das geistige Entwicklungsniveau des Frühgeborenen aussagen. Noch-nicht-ausführen-Können und doch schon Wollen ist oftmals das häufigste Problem Frühgeborener. Auch Über- und Unterforderungen Frühgeborener unter kritischen Bedingungen des beginnenden Entwicklungsprozesses können zu Störungen in den Bewegungen, in ihrem Erleben und Verhalten führen. Frühgeborene brauchen von Anfang an Entwicklungsförderung.

Das korrigierte Alter

Unreife Frühgeborene benötigen wesentlich mehr Zeit für ihre körperliche Reifung und Belastbarkeit. Zwangsläufig ist das Maß der Zuwendung ein anderes als bei einem reifgeborenen Kind. Eingebettet in das Alltagsgeschehen führen Pflege, Krankengymnastik und Sprechstundenbesuche zu Belastungen in der Gemeinsamkeit der Familie. Eltern lernen, sich auf das Entwicklungsniveau des Kindes und seine kindlichen Bedürfnisse einzustellen.

Das Entwicklungsniveau von Frühgeborenen muss unter dem Gesichtspunkt des *korrigierten Alters* beobachtet werden, um in der körperlichen, seelischen und geistigen Entwicklung frühe Fehldiagnosen zu vermeiden. Das korrigierte Alter wird bestimmt, indem zwischen dem errechneten Geburtstermin und der erreichten Schwangerschaftswoche, dem Gestationsalter, die Differenz gebildet wird. Die sich damit ergebende Wochenzahl wird vom erreichten Lebensalter abgezogen. Wurde ein Kind beispielsweise mit 30 abgeschlossenen Schwangerschaftswochen geboren, ergibt sich folgende Rechenweise:

   40 errechnete Wochen
− 30 Schwangerschaftswochen
= 10 Wochen Differenz.

Ist das Kind dann 10 Wochen alt, hat es rein rechnerisch also gerade seinen „Soll-Geburtstermin" erreicht.

Die Säuglingsentwicklung verläuft sehr schnell, kein Tag gleicht dem anderen. *Das Entwicklungs- und Anspruchsniveau eines frühgeborenen Kindes kann für einzelne Verhaltensfähigkeiten sehr unterschiedlich sein.* Ein differenziertes, individuelles Erscheinungsbild des Kindes findet seine Widerspiegelung in seinen Entwicklungsbereitschaften und bereits erreichten Fähigkeiten im Spielverhalten, in der Sprachentwicklung, im Sozialverhalten und in den spontanen Bewegungen. *Für die einzelnen Verhaltensbereiche sollte die Alterskorrektur daher differenziert über weite Zeiträume angewendet werden, um eine alltagsbezogene, handlungsorientierte Langzeitdiagnostik zu ermöglichen.* Hat das Kind in einem Leistungsbereich eine Leistungsspitze erreicht, sollte die Alterskorrektur nur für die übrigen Verhaltensbereiche angewendet werden. Lebensvollzüge im Alltag der Familie werden auf diese Weise zum Inhalt der Gespräche zwischen Beratern und Eltern; notwendige Dialoge, die ein allzu mechanisches Vorgehen verhindern und Unter- und Überforderungen vermeiden helfen. Die Familienberatung von Eltern mit zu früh geborenen Kindern will Verhaltensstörungen vorbeugen (präventives Anliegen). Die Begleitung der Familie sollte bis zum Schulalter des Kindes angeboten werden. Schulschwierigkeiten wie verringerte Belastbarkeit und geschwächte Ausdauer der Konzentrationsfähigkeit können später in den ersten Schuljahren bei etwa der Hälfte der sehr kleinen Frühgeborenen in Erscheinung treten.

Die Eltern-Kind-Beziehung

Nach einer Frühgeburt kann eine Begegnung zwischen Mutter und Kind häufig nur flüchtig, oftmals gar nicht stattfinden. Ein ungestörtes Kennenlernen wird später, wenn das Frühgeborene bereits kein Neugeborenes mehr ist, möglich sein. Die erste Beziehung nach der Geburt bedeutet Trennung.

Der Mutter, den Eltern sollte erklärt werden, dass jeder Säugling bei Erwachsenen, auch bei seinen Betreuern, intuitiv unbewusst eine spezifische Fürsorge auslöst. Ein Geschehen, welches nur schwer kontrollierbar ist. Es wird den Eltern aber Vertrauen geben, dass die Säuglingsschwestern sich mit besonderer Fürsorge ihrem Kind zuwenden werden (Papoušek/Papoušek 1985). Das Gefüge psychischer Sicherheit wird nicht desorganisiert beginnen (Grossmann/Grossmann 2012).

Ein modernes Baby-Watch-System kann die Situation des Kindes vermitteln. Erkundigungen nach dem Befinden des frühgeborenen Kindes und Besuche auf der Intensivstation in der entfernt gelegenen Kinderklinik ermöglichen dem Vater, über das Baby zu berichten. Vielleicht haben seine Besuche bereits Zuneigung zu Sohn oder Tochter entstehen lassen. Auch der erste Besuch der Mutter bei ihrem Kind, wenn auch nach Tagen, sollte ihr die Möglichkeit bieten, allein und ungestört ihre erste Erfahrung, ihre erste Kontaktnahme zu genießen. Ein erstes Streicheln wird den Eltern dann möglichst erlaubt. Vielleicht dürfen sie einen gut gereinigten Zeigefinger auf die Lippen des Säuglings legen, um ein Saugen für das Kind und sich erlebbar zu machen.

In anderen Geburtskliniken ist eine Neugeborenen-Intensivstation direkt im selben Haus vorhanden. Die Kinder werden erst nach Tagen oder Wochen in die Kinderklinik verlegt, wenn der Zustand stabil ist. Bald nach der Geburt kann die Mutter ihrem zu früh geborenen Kind einen ersten Besuch abstatten. Je häufiger die Mutter, die Eltern ihr Kind besuchen und kleine Verrichtungen übernehmen, desto sicherer werden die gegenseitigen Gefühle. Auch das Kind ist, je älter es wird, immer stärker in diese Wechselbeziehung eingeschlossen. Alles muss aus der Sicht des zu früh geborenen Kindes bedacht werden. Bindung darf nicht nur unter dem Aspekt der frühen Kindheit betrachtet werden. Auch sie vollzieht sich prozesshaft wechselnd und beeinflusst lebenslang Gefühle und Verhaltensweisen in Wechselbeziehung (s. a. Kapitel zur Entwicklung des Sozialverhaltens).

Abpumpen und Stillen – Trinken-Lernen

Schwestern und Ärzte werden die Mutter anleiten, die Milch abzupumpen. Es gibt der Mutter Gewissheit, ganz aktiv zum Wohlergehen ihres Kindes beizutragen, wenn es mit Muttermilch ernährt werden kann.

Das Abpumpen kann zum indirekten Stillen werden, wenn die Mutter eine gute Anleitung zum Wie des Abpumpens bekommt: Bevor mit dem Abpumpen begonnen wird, ist es günstig, wenn sich die Mutter – sozusagen als Einstimmungsphase – der eigenen Körperpflege widmet. Sie könnte duschen, die Hände gründlich säubern. Sorgfältig sind die Brüste zu streichen und zu reinigen.

Nach der Reinigung tut es gut, einen ruhigen Platz einzunehmen. Mit dem Abpumpen sollte erst intensiv begonnen werden, wenn die Mutter ein Prickeln in der Brust spürt und der Milchflussreflex einsetzt. Stress, Angst, Aufregung verhindern den Milchfluss. Wohlempfinden, zärtliche Partnerbeziehungen und Harmonie begünstigen ihn. Absaugrhythmen und Milchfluss sollten ganz bewusst wahrgenommen werden. Es stimuliert die Mutter, mit dem Stillen zu beginnen. Eine Mutter sagte einmal: „Meine Milch wird mein Kind am Leben erhalten."

Das Stillen ist eine Art Nahrungsteilung mit dem Kind und bedeutet innige Beziehung.

In der Klinik werden mit dem Frühgeborenen vor dem Anbieten der Brust Trinkversuche unternommen. Die Mutter sollte den Trinkrhythmus ihres Kindes vor dem ersten Anlegen an die Brust beobachten dürfen. Der Termin des ersten Stillens liegt meistens um die 32. – 36. errechnete Lebenswoche. Ist das Kind stabil, kann der Zeitpunkt auch früher sein. Eine kleine Mundstimulation, indem die Brustwarze nicht sofort im Mund des Kindes belassen wird, regt den Milchfluss und das Suchen des Kindes nach der Berührungsstelle an. Suchen und Finden der Brustwarze ist ein häufig vernachlässigter Prozess zwischen Mutter und Kind zu Beginn einer Mahlzeit. Im klinischen Alltag besteht deshalb eine Mischung der Methoden der Nahrungsaufnahme von der Sondenernährung über das Stillen bis hin zum Trinken aus der Flasche.

Die Milch von Müttern zu früh geborener Kinder, besonders solcher vor 32 SSW geborenen, weist ernährungsphysiologisch gesehen erhebliche Einschränkungen auf und ist für die Ernährung des Kindes allein nicht ausreichend (vgl.: Die Nährstoffe und ihre Bedeutung in der Ernährung des Frühgeborenen. In: Frank et al. 2005, S. 15–93).

Trinken-Lernen kann eine schwere Belastung für den zarten Körper, den kleinen Magen und das noch unreife Stoffwechselgeschehen sein. Schwierigkeiten bereitet auch die Koordinierung des Rhythmus Saugen – Atmen – Schlucken.

Die Sondenernährung kann über einen Perfusor durchgeführt werden. Dann fließt die Nahrung langsam und ununterbrochen über die durch die Nase in den Magen geführte Sonde. Zum anderen kann in bestimmten Zeitabständen die Nahrung in Portionen mit einer Spritze über die Sonde in den Magen gebracht werden.

In jedem Fall entbehrt die Ernährung des Kindes der genüsslichen Erlebnissituation des Sich-selbst-Versorgens durch eigenaktives Trinken. Bei der kontinuierlichen Perfusor-Ernährung fehlen die Erlebnisse von Hunger und Sättigung und das Gefühl für Lebensrhythmus. Gerade Rhythmisierung ist eine gute Lernhilfe für Selbstständigkeit. Im Allgemeinen wird rasch von der Perfusor-Methode zur rhythmischen Ernährung übergegangen. Aber auch dann fällt der Mund als Organ der Bewältigung erster selbstständiger Aufgaben aus. Er bietet Neu- und Frühgeborenen die lebensnotwendige Grundlage körperlicher und seelischer Entwicklung (Müßig 1990). Der Mund ist gemeinsam mit Lippen, Zunge und Rachenräumen ein wertvolles, komplexes Wahrnehmungsorgan mit Tastzellen. Bei Berührung kommt es zu Bewegungsimpulsen aller Muskeln, die am Suchen, Saugen und Schlucken beteiligt sind. Gleichzeitig entwickelt sich das Geschmackssystem.

Um die Sondenernährung tatsächlich nur so lange wie nötig durchzuführen, ist es notwendig, die Entwicklung der Mundfunktionen zu prüfen. Pflegepersonal und Eltern können durch Berühren der Mundwinkel feststellen, ob das Kind versucht, das Köpfchen in Richtung Berührungsstelle zu bewegen. Einige Sekunden können vergehen, bis das Kind nach der vermeintlichen Nahrungsquelle zu suchen beginnt. Zuverlässige Kriterien zur Prüfung des Selbst-trinken-Könnens sind ein kräftiger, beständiger Saugrhythmus und die Saugeffektivität. Der Saugrhythmus kann durch Schwestern und Eltern mit dem auf das vordere Drittel der kindlichen Zunge aufgelegten Zeigefinger getestet werden. Zu spüren sind wellenartige Bewegungen der Zunge, die von hinten nach vorne abnehmen, bis die Zunge die Spitze des Zeigefingers umschließt. Wird eine erste kleine Menge Nahrung getrunken, kann die Menge allmählich je nach Belastbarkeit des Kindes gesteigert werden.

Neben der Sondenernährung sollte früh bei jeder Mahlzeit ein stimulierendes Mundtraining erfolgen, bis das Kind selbstständig zu trinken in der Lage ist. Eine häufige Fehlerquelle beim Erlernen des Trinkens ist das zu große Saugerloch. Tatsächlich darf die Nahrung nur tropfenweise fließen. Vor jedem Trinkversuch muss der Nahrungsfluss unbedingt geprüft werden. Fließt die Nahrung zu schnell, können Saugen und Schlucken nicht koordiniert werden.

In einer zu kurzen Zeitspanne bis zum Passieren der Nahrung des Rachenraumes kann sich die Muskulatur nicht auf das Schlucken einstellen. Das Kind könnte sich verschlucken. Meistens wird diese Situation in der Praxis falsch bewertet, und es heißt „Das Kind trinkt schlecht". Beim Einführen des Saugers in den Mund muss gewartet werden, bis bei Berührung der Lippen ein Suchen des Kindes nach dem Sauger einsetzt. Nicht erlaubt ist das Auslösen des Würgereflexes. Der Würgereflex ist mit der Geburt auch bei kleinsten Frühgeborenen vorhanden. Im Laufe der Lebensentwicklung eines jeden Menschen wird er zwar schwächer, bleibt aber immer bestehen. Wird der Würgereflex beim Trinken-Lernen provoziert, bedeutet dies, dass das negative Erleben von selbstständigem Essen und u. U. auch der Reflex verstärkt werden. Die Ess-Schwierigkeiten könnten sich verfestigen.

Richtige Essgewohnheiten zu erwerben bedeutet gleichzeitig, alle Organe zu trainieren, die am Sprechvorgang beteiligt sind. Also Vorbereitung des selbstständigen Sprechenlernens. Zu lange Sondenernährung kann verzögerte aktive Sprachentwicklung bedeuten. Für die Sprachentwicklung wird nicht nur eine gut trainierte Mund- und Halsmuskulatur benötigt, sondern auch ein physiologisch richtiger Atemrhythmus. Bei kleinen Frühgeborenen wird die Verwendung einer nasalen Sonde auf vielen perinatologischen Stationen praktiziert. Frühgeborene atmen, wie Reifgeborene auch, ausschließlich durch die Nase, besser ist es deshalb, die Magensonde durch den Mund einzuführen. Auf jeden Fall darf nur das kleinere Nasenloch als Sondeneingang benutzt werden, das größere wird benötigt, den Atemstrom so weit wie möglich aufrechtzuerhalten. Mit einem Pflaster zwischen Oberlippe und den Nasenflügeln wird die Sonde fixiert. Leicht kann ein Pflasterstreifen auch nur winzigst zu breit geschnitten sein und für die Atemwege zum Hindernis werden. Eine Verlängerung des Atemverhaltens im Sinne eines unrhythmischen, unkoordinierten Atems kann die Folge sein. Unerwünschte Atmungsmuster festigen sich bei frühgeborenen Säuglingen durch die über längere Zeit bestehende Sondenernährung und werden zur Gewohnheit, auch eine weitere Ursache für Ess- und Sprachschwierigkeiten. Nahezu jedes Frühgeborene benötigt Unterstützung für die Entwicklung seiner Mundfunktionen. Über- und Unterempfindlichkeit können die Folge von langer Sondenernährung sein. Sollte eine Hypersensibilität (Überempfindlichkeit) vorliegen, dürfen Wangen, Lippen und vorderer Zungenbereich keinesfalls stimulierend gestreichelt werden. Unweigerlich würde eine Verstärkung der Überempfindlichkeit provoziert. Aber auch der zu breite Sauger für diese filigranen Gesichtsverhältnisse, der häufig als Dauergabe verabreicht wird, führt zu Komplikationen. Das Kiefergelenk verharrt in Dauerfehlstellung und wird blockiert. Der Unterkiefer befindet sich in Dauerhängestellung, der schlechte Mundschluss ist vorprogrammiert und damit verbunden dann logopädische Probleme.

Gelingt bei Kindern das Trinken über Saugen und Schlucken nicht, so sollte rasch auf Löffelnahrung übergegangen werden. Mit der Geburt vorhanden ist ebenfalls der Beißreflex (Vater/Bondzio 1982). Er könnte nach einigen Monaten genutzt werden, angedickte Nahrung zu reichen, zumindest versuchsweise, um Geschmacks- und Schluckentwicklung zu begünstigen. Während des aktiven Trinkens sollte das Frühgeborene so gelagert sein, dass die Hände frei sind. Zu Beginn der Mahlzeit zeigt sich an ihnen ein kräftiger Faustschluss, der sich zum Ende der Mahlzeit hin, wenn ein Sättigungsgefühl erreicht wird, auflöst und die Hände schlaff geöffnet sind. Auch die Zehen werden zu einer angedeuteten „Faust". Dieses Verhalten gibt Aufschluss über die Güte des Saug- und Essprozesses. Mutter, Vater oder andere fütternde Personen erleben allmählich die Mundgeschicklichkeit ihres Kindes, das Genießen von Nahrung, gegenseitiges Wohlbehagen und die immer selbstständiger werdende Art und Weise des Essens. Für Kinder, die mit irgendeiner Form von Spaltbildungen geboren wurden, gelten im Wesentlichen die genannten Ratschläge. Bedacht werden sollte, dass eine Gaumenplatte die Zunge aus der typischen rückwärtigen Einlagerung herausbringt und nach vorn verlagert, so könnten auch diese Kinder gestillt werden. Bei Flaschenernährung muss anfänglich ein weicher Sauger probiert werden; dann sollte rasch auf einen kurzen, harten Gummisauger übergegangen werden.

Hinweise zum Trinken-Lernen:

- Tagsüber im Rhythmus von 2–3 Stunden füttern, nicht zu große Mengen mit der Sonde verabreichen und mit Such- und Saugübungen koppeln.
- Nachts fehlende Nahrungsmengen langsam über den Perfusor als Dauerfluss ausgleichend anbieten, ohne dass das Kind stimuliert oder anderweitig aktiviert wird.
- Wird die Sonde gewechselt, vor dem Neulegen das Frühgeborene so lange wie möglich mit freien Nasenlöchern eigenaktiv trinken lassen.
- Während der Trinkversuche auf die Hand, die das Köpfchen stützt, ein Moltontuch legen, um den Hinterkopf des Kindes weich und breitflächig zu berühren. Überstreckungen werden so vermieden.

- Zeigt sich eine Überstreckungstendenz des kindlichen Halses, was das Trinken erschweren würde, das Köpfchen leicht zum Brustbein hin bewegen.
- Dann erst die Lippen berühren (ganz zart), bis das Suchen beginnt.
- Nun das Fläschchen mit der warmen Nahrung auf das vordere Drittel der Zunge in den Mund einführen.
- Während des Trinkens dürfen die Hände des Kindes nicht bedeckt sein, um den Faustschluss als Zeichen des Hungers und die schlaffen, geöffneten Hände zum Ende der Mahlzeit (das Sattsein) nicht zu beeinflussen.
- Trinkt ein Frühgeborenes etwa 80 % der Nahrung selbstständig, sollte nur noch nachts über die Sonde ernährt werden.
- Nach wenigen Tagen kann auf die Sonde verzichtet werden.

Kein Kind sollte mit einer Sonde aus der Kinderklinik entlassen werden. Es ist erwiesen, dass eine zu lange Sondenernährung Essverhaltensstörungen bewirken kann. Zur Ontogenese der Trink- und Essverhaltensentwicklung s. a. S. 41. Drei- bis viermal so häufig treten Essverhaltensstörungen bei Frühgeborenen auf im Vergleich zu Reifgeborenen!

Gemeinsames Tun und Ruhen nach Art der Kängurus

Die in Australien lebenden Kängurus sind Beuteltiere, deren Junge extrem früh und unreif geboren werden. Eine Riesenkängurumutter kann beispielsweise bis zu 30 kg schwer sein. Das neugeborene Jungtier wiegt etwa nur 1 Gramm und ist etwa 2 cm lang. Das Haarkleid fehlt. Die langen Hinterbeine zum Springen sind noch kurz. Augen und Ohren sind unausgebildet. Leicht könnte das Kängurujunge auskühlen. Es besitzt aber schon die angeborene Fähigkeit, selbstständig in den Beutel der Mutter zu klettern. Dieser Tragebeutel befindet sich am Bauch des Muttertieres. Er wird, bevor das Neugeborene in der schützenden Tasche verschwindet, sorgfältig von der Mutter durch Auslecken der Innenwände gesäubert.

Nach der Geburt hängt das Junge noch an der Nabelschnur. Es beginnt aber schon seinen Kletterweg. 3 – 5 Minuten später wird die Nachgeburt geboren. Das Muttertier leckt Schleim und Blut weg. Währenddessen setzt das Junge seinen Weg von etwa 30 – 50 cm Länge fort. Nach 20 – 30 Minuten erreicht es den Beutel (quasi ein „Känguru-Inkubator"). Die Zitze der Mutter befindet sich innerhalb desselben. Sofort sucht das Junge seine Zitze und saugt daran. Durch die Stimulation des Saugens schwillt die Zitze innerhalb des Maules des frühgeborenen Kängurus an und bleibt dort für 2–5 Monate fest verbunden an den Innenschleimhäuten von Gaumen und Zunge. Von Anfang an deckt das Junge seinen Milchbedarf durch selbstständiges Saugen.

Kot und Urin entfernt das Muttertier. So lebt das Junge etwa 8 Monate im Beutel seiner Mutter. Verlässt es diesen, hat es ein Gewicht von 2–4 kg erreicht. Es springt noch unbeholfen in der Welt umher, ist aber in der Lage, bei Gefahr mit einem Satz im Beutel der Mutter zu verschwinden. Häufig kommt es noch zum Trinken an dessen Zitze, bis es sich allmählich von der Mutter löst und sein selbstständiges Leben beginnt.

Das Wissen um das Verhalten der australischen Riesenkängurus wurde 1979 in Bogota/Kolumbien zur Grundlage, um Frühgeborene zu betreuen. Zu wenig Personal, schlechte technische Voraussetzungen, eine hohe Sterblichkeit der Frühgeborenen veranlassten die Kinderärzte, ein Heimpflege-Programm für kleinste Frühgeborene zu entwickeln. Die Mütter trugen die Kleinen unter der Kleidung in aufrechter Haltung zwischen ihren Brüsten. Der Rücken des Säuglings war durch die Kleidung bedeckt. Er war leicht gewindelt und das Köpfchen wurde zur Wärmeerhaltung mit einer Mütze bedeckt. Inzwischen wurde dieses Vorgehen wissenschaftlich untersucht. Immer mehr findet die Kängurumethode Verbreitung in den Kinderkliniken mit intensivneonatologischen Stationen.

Was zu beachten ist:

- Niedrig temperierte Kinder kühlen aus und sind für diese Methode nicht geeignet; ebenso Kinder mit instabilem Gesundheitszustand.
- Der Raum soll mindestens 27° C warm sein.
- Etwa 1 Stunde kann das Frühgeborene auf der Brust der Eltern verweilen und sollte danach mindestens ½ Stunde im Inkubator sein.

Praktische Empfehlungen:

- Anwendung der Kängurumethode nur nach Absprache mit dem Arzt;
- mit notwendigen Überwachungsgeräten oder Infusionen sollten die Kinder versorgt verbleiben; eine Schwester oder ein Arzt sollten in Reichweite sein;
- während des Tragens ist die Haltung des Babys senkrecht, während des Ruhens waagerecht, sodass das Kind die Brustwarzen unwillkürlich suchen und erreichen kann, um das Stillen anzuregen;
- erhöhte Unruhe des Kindes ist ein Abbruchsignal!

Welche Funktionen die Kängurumethode erfüllt:

- Die Kängurumethode ermöglicht dem Frühgeborenen durch das Getragenwerden in der Bewegung der Mutter/des Vaters, dass die Gleichgewichtsfähigkeiten erhalten bleiben.
- Die eigenaktive, indirekte Taststimulierung gewinnt besondere Erlebensfähigkeit für das Kind, indem seine Hände über die Haut gleiten können und der Mund unaufgefordert suchen und berühren kann.
- Ganz nah kann die Mutter zart an das Ohr ihres Neugeborenen sprechen und singen, denn sofern keine Erkrankung des Ohres vorliegt, kann das Kind hören und benötigt keine besondere Stimulation.
- Wahrnehmungen über das Auge können gut angeregt werden, während des Tragens z. B. in Richtung eines Fensters.
- Angeregte Hand-, Arm- und Kopfbewegungen wird das Frühgeborene uns zeigen – was bedeutet, dass die Koordinierungen geübt werden.
- Die sich festigende Halsmuskulatur mit den koordinierten Kopf- und Mundbewegungen begünstigen die Beendigung der Sondenernährung.

Kängururuhen mit Zwillingen:

- Liegen die Kinder mit ihrer Brust auf der Brust der Eltern, sollten die Gesichter der Zwillinge einander zugewandt sein.
- Die rechte Hand des einen und die linke Hand des anderen werden auf das Schultergelenk des anderen Kindes gelegt. Die Hände sind halbrund geöffnet, die Ellenbogen leicht gebeugt.
- Die jeweils andere Hand liegt auf der Brust der Mutter.
- Bewährt hat sich im Umgang mit Zwillingen die Rückenlage: z. B. stecken die Zwillinge in einem Fellsack, die Hinterköpfchen liegen auf dem Fell und auf der Brust der Mutter.
- Die Hände sind frei und berühren sich, ein Händchen könnte am eigenen Ohr sein.
- Die gewohnte, individuelle Körpertemperatur des Kindes soll nach dem Kängururuhen erhalten sein.

Was wird benötigt:

- ein Raum, der genügend Platz bietet, um sich tragend zu bewegen,
- ein Schaukelstuhl oder Liegesessel für die Eltern,
- ein Wandschirm, falls dieser von den Eltern gewünscht wird,
- ein Mützchen zur Wärmeerhaltung des Kindes (am Kopf wird die meiste Wärme abgegeben),
- ein loser Kittel, sodass die Kleinen in aufrechter Haltung uneingeengt auf der nackten Brust getragen oder gelagert werden können.

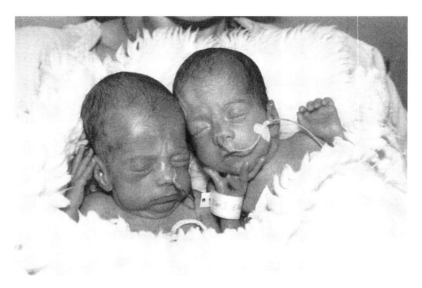

Zwillingsmädchen, geboren in der 27. Schwangerschaftswoche, hier in der 3. Lebenswoche

Die Kängurumethode ist nachweislich eine gute Methode, den erschwerten Lebensstart Frühgeborener überwinden zu helfen. Das Getrenntsein von Frühgeborenen und ihren Müttern/Eltern kann erheblich gemindert werden durch den innigen Kontakt während des Tragens. Das zu früh geborene Kind wird leichter die negativen Erlebnisse wie Schmerzen und unangenehme Behandlungen überwinden. Kreislauf und Körpertemperatur bleiben trotz der senkrechten Haltung stabil. Bei Kindern, die nach der Kängurumethode betreut wurden, wurden weniger Atemstörungen beobachtet; der Sauerstoffverbrauch war geringer, was bedeutete, dass weniger Sauerstoffzufuhr notwendig war. Die Mütter konnten besser stillen. Sie und auch die Väter gewannen Sicherheit im Umgang mit dem kleinen Frühgeborenen. Nähe, Wärme, Verbundenheit, aber auch gutes Verständnis für Unangenehmes trugen zur besseren Verarbeitung der Gesamtsituation durch das gemeinsame Tun und Ruhen bei.

Zur Entwicklung des Sozialverhaltens (Bindungsverhalten)

Dass der Säugling sich selbst berührt, mit sich selbst spielt, ist die Voraussetzung dafür, dass sich die Fähigkeiten für menschliches Zusammenleben entwickeln können. Beim Frühgeborenen ist die Phase der Begegnung des Selbst durch mannigfaltige Einflüsse behindert. Das bereits vor der Geburt in gewisser Weise geformte Kind wird zu früh in ein abnormes, belastendes Milieu geboren. Die ersten intensiven Kontakte erfährt es mit dem betreuenden Personal. Die Regeln der Umwelt „Klinikbetrieb" regulieren seinen Rhythmus und sein Verhalten. Mit vielen Bezugspersonen muss das Frühgeborene auf unterschiedlichste Art und Weise fertig werden. Zehn Wochen vor der Geburt ist das Kind aber bereits so entwickelt, dass es über Grundformen des Lernens verfügt. Am Beginn der Entwicklung von Gefühlen, von Freude, Begierde, Schreck, Angst und Wut stehen für das Frühgeborene in Bezug auf seine Situation in der Klinik zunächst vordergründiger die negativ besetzten Erlebnisse. So kann und darf das Verhalten des Kindes während des Klinikaufenthaltes und in der ersten Zeit zu Hause nur in Bezug auf diese spezielle Lebenssituation gesehen werden. Je nach individuellen Besonderheiten der kindlichen Persönlichkeit werden die Anforderungen und Handlungen in unterschiedlicher Stärke, Tiefe und Dauer erlebt und bewirken Lust und Unlust, Freude und Abneigung. Gefühlsregungen eines Reifgeborenen sind im Allgemeinen stark und rasch wechselnd und werden in den ersten Lebenswochen über Tasten und Hören reguliert.

Das Singen der Eltern/der betreuenden Schwestern oder das Abspielen von Tonbändern mit der Stimme der Mutter, der Eltern helfen, sich trotz der Vielzahl von Stimmen des Klinikpersonals und des Lärms technischer Geräte auf Einzeltöne einzustellen oder auf die Stimme der Mutter, der Eltern, auf menschliche Stimmen überhaupt einzustimmen. Einige Wissenschaftler jedoch meinen, dass hierdurch nur noch mehr Verwirrung bei dem Kind entstehen könnte. Andere Fachleute sehen die Gefahr der frühen Fixierung auf eine Person, was das Erlernen familiären Sozialverhaltens erschweren könnte. Erst im häuslichen Milieu wird es ihm wahrscheinlich möglich sein zu lernen, eine individuelle Stimme tatsächlich zu identifizieren und zu lernen, unbekannt von bekannt zu trennen.

Ganz sicher spielen Zeitpunkte des Einsetzens von Musikstimulation bei Frühgeborenen eine Rolle. Für die Interaktion von Kind und Mutter kann, wenn lange Trennungszeiten unvermeidlich sind, die Verwendung von Tonbändern mit der mütterlichen Stimme eine Verbundenheit für beide bewirken. Ohne Zweifel ist die Stimme der Mutter etwas ganz Lebendiges, das dem Kind schon in der vorgeburtlichen Entwicklung vertraut war. Das Hören ist ein Teil des Erlebens.

Spricht die Bezugsperson auf lockende Weise mit dem Kind und schaut es dabei an, könnte dies dazu beitragen, Aufmerksamkeit und

Blickkontakt des Säuglings zu verbessern. Gelingt der Blickkontakt auf diese Weise nicht, sollten Mutter und Vater versuchen, den Blick des Kindes einzufangen und den Augenbewegungen des Kindes während des Ansehens zu folgen. Passiv bekommt das Kind so Kontakt zu den Augen der Eltern; es könnte allmählich gelingen, dass Eltern und Kind sich kurzzeitig anblicken.

Ist das Kind häufig heftig erregt, sollte es aufgenommen werden; es sollte sich beruhigen, bis ein Lächeln durchbricht. Durch ein Streicheln der Mundwinkel über die Wangen zum Ohr kann das Lächeln gut begünstigt werden. Reagiert das Kind mit Lächeln und Lauten, diese Phase nicht unterbrechen, sondern abwarten, bis das Verhalten des Kindes ausklingt.

Etwa mit dem 9.–11. Lebensmonat kann sich ein optisches Fremdeln einstellen. Frühgeborene haben nahezu immer mit dem Problem des zu lange währenden optischen Fremdelns fertig zu werden.

Sozialisierungsprozesse von Säuglingen und Kleinkindern sind in hohem Maße umweltabhängig. Bei frühgeborenen Kindern ist die Umwelt extrem anders als bei Reifgeborenen. Demzufolge verläuft die Verhaltensbildung nach der Geburt anders. Normalerweise ist etwa vom 2. Lebensmonat an das menschliche Gesicht privilegierter optischer Eindruck aus der Umwelt des Säuglings. Für das Frühgeborene ist das in den ersten Wochen und Monaten mit häufig wechselnden Situationen von Angesicht zu Angesicht verbunden. Durch verzögert einsetzende große Bewegungen verlängert sich diese Erlebnissituation. Mit der Zeit, wenn das Kind aus der Klinik entlassen ist, ist es mehr und mehr auf die Mutter fixiert. Begegnungen mit anderen, frei gewählten Personen als Gegenüber werden erst möglich, wenn große Bewegungen ausgeführt werden können. Erst die eigenaktive Fortbewegung wird dem Kind helfen, die Ablösung von der Mutter, von den Eltern selbst anzustreben. Das rasch wechselnde Anspruchsniveau gegenüber „interessanten" Erwachsenen zeigt die beginnende personelle Selbstständigkeit des Kindes. Es beginnt, seine Entwicklung eigenaktiv in die Hand zu nehmen.

Die Entlassung nach Hause steht bevor

Der erste Besuch der Mutter, der Eltern in der Kinderklinik war ein besonderes Erlebnis. Von Besuch zu Besuch hat es immer Neuigkeiten und Weiterentwicklungen gegeben. Der letzte Besuch, die Entlassung nach Hause, muss vorbereitet werden. Das Frühgeborene ist keineswegs ein Neugeborenes mehr. Die Entwicklung der Sinnesorgane hat sich differenzierter vollzogen als etwa bei einem „gleichaltrigen" Neugeborenen. Tasten, Hören, Sehen befinden sich auf einem Anspruchsniveau, das bei der Gestaltung der Babyecke zu Hause berücksichtigt werden sollte:

Das Kind sollte nicht mehr in ein dicht verhangenes Körbchen gelegt werden. Es schläft zwar noch viel, aber ist es wach, lauscht es bereits aufmerksam den häuslichen Geräuschen. Es kann gut sehen. Körbchen oder Bett sollten so stehen, dass sich das Licht eines Fensters frontal zum Gesicht befindet. Damit wird mit vermieden, dass das Kind versucht, die Lichtquelle einseitig aus einer Richtung, nur aus einer rechten oder linken Kopflagerung heraus, zu erfassen.

In der Klinik werden auf manchen perinatologischen Stationen leicht spuckende Frühgeborene nach den Mahlzeiten ausschließlich in die Bauchlage gebettet. Häufig kennen Eltern nicht den Grund dieser Handhabung und setzen zu Hause die Dauerbauchlagerung fort. Das Kind kann so nur schwer eine Augen-Hände-Koordinierung erlernen. Viel wichtiger ist es, im Wechsel rechts – links die Seitenlage anzuwenden oder bei einem schon kräftigeren Kind die Rückenlage einzuführen. Der frühgeborene Säugling benötigt nicht mehr nur guten Schlaf und sorgfältige Körperhygiene. Gemeinsame Erfahrungen im Alltag und Spiel mit Mutter und Vater, Geschwistern und anderen Familienmitgliedern gehören zur Normalisierung seines Kleinstkindlebens.

Ein guter Verlauf des postnatalen Reifeprozesses mit einer guten Gewichtszunahme und einem guten Längenwachstum sind ausschlaggebende medizinische Entlassungskriterien. Als Entlassungskriterien finden zunehmend folgende Verhaltensmerkmale stärkere Beachtung:

- Die Spontanmotorik sollte charakteristisch entfaltet sein.
- Die Funktionsspiele werden gut, wenn auch mit geschwächter Ausdauer ausgeführt.
- Das Kind muss gut trinken können.

Nach der Klinikentlassung bleiben die Eltern der Frühgeborenen, besonders die der extrem unreifen Frühgeborenen, für etwa ein Jahr neben der haus-kinderärztlichen Betreuung in regelmäßiger frühpädagogisch-entwicklungspsychologisch orientierter Beobachtung. Vor allem unreifere Frühgeborene benötigen für ihre individuelle Entwicklung differenzierte Hilfe zur Verhaltenssteuerung, weil ihre geistige Entwicklung der körperlichen vorausgeht.

Essen-Lernen – schwer für alle

Um Fähigkeiten für zwischenmenschliche Beziehungen und selbstständiges Verhalten zur Entfaltung zu bringen, obliegt es den Eltern, der Familie, die Umweltsituationen so zu gestalten, dass das Kind seine Möglichkeiten tatsächlich ausschöpfen kann; dass Konflikte für das Frühgeborene zwischen Wollen, Können und Erlernen zu bewältigen sind. Eine immer wiederkehrende Alltagssituation für das Kind ist das Füttern.

Das selbstständige Essen-Lernen führt fast immer zu Konflikten zwischen dem Erwachsenen und dem Kind (s. auch Kap. Abpumpen und Stillen – Trinken-Lernen). Waren es während des Klinikaufenthaltes vor allem die Fähigkeiten Suchen, Saugen, Schlucken, die erhalten bzw. erlernt werden mussten, so sind es im Alter von vier Lebensmonaten die Fähigkeiten, Nahrung von einem Löffel abheben zu lernen, im Mund hin und her zu bewegen und dann erst zu schlucken. Allmählich setzt das Kauen ein.

Bei Frühgeborenen sind die Essverhaltensstörungen vierfach höher als bei anderen Kleinkindern. Oftmals ist die klinische, frühe Mundentwicklung nicht optimal verlaufen. Häufig aber sind es immer wiederkehrende Fehlerquellen später zu Hause:

Die Sondenernährung wird mit einer Pipette fortgesetzt. Kalte, glatte, breite Plastiklöffel werden verwendet. Sie splittern leicht, nehmen nicht die Temperatur der Nahrung an. Ein spitzer Metall-Löffel, z. B. Mokkalöffel, kann gut auf das vordere Drittel der Zunge geführt und die Nahrung gut abgehoben werden. Wird der Löffel zu weit in den Mund des Kindes geschoben, wird das Kauen nicht ausgelöst. In Verbindung damit wird dem Frühgeborenen zu spät eine aufrechte, halbrunde Haltung beim Füttern ermöglicht. Die aber ist notwendig, um ein Weit-nach-hinten-Fallen oder Nach-hinten-Fließen der Nahrung zu verhindern. Unweigerlich wird dann das Kauen „übersprungen" und gleichzeitig der Würgereflex provoziert. Die Nahrung gelangt zu rasch in den hinteren Rachenraum und löst das Würgen als Reflex, als Reaktion auf den Reiz, aus. Das führt meistens dazu, dass das Füttern abgebrochen wird. Man meint, das Kind könne nicht schlucken. In Panik wird nun das Kind im Grunde mit Nahrung „vollgefüllt". Auf dem Löffel befindet sich reichlich Nahrung, die rasch und mit dem Löffel zu weit in den Mund „reingeschoben" wird. Das Kauen wird nicht trainiert.

Eine weitere Fehlerquelle ist die zu feine, flüssige Nahrung. Sie fließt zu schnell in den hinteren Rachenraum und das Füttern gleicht einem „Vollfüllen": Mit reichlich gefülltem Löffel wird die feine Nahrung rasch weit in den Mund des Kindes geschoben, das Kauen muss nicht trainiert werden. Bewährt hat sich eine Breikonsistenz, wie fester Hartweizengrießbrei, festerer Möhrenbrei pur oder Kartoffelpüreemix, selbst gekocht und allmählich gröber werdend. Mit etwa 6–8 Monaten sollte dem Kind das Mithalten des Löffels ermöglicht werden. Das Kind wird zum Füttern eines Breies in einen Babywipper halbrund aufrecht gesetzt und darf zeitweilig (am günstigsten, wenn es gerade zupackt) den Löffel umfassen und mit zum Mund führen. Mit etwa 8 Lebensmonaten sollte dem Kind ein Zwieback oder Keks oder längs aufgeschnittenes Brötchen in die Hand gegeben werden, und zwar in aufrechter Haltung, sodass das Abbeißen und Kauen eigenaktiv trainiert werden kann. Zu diesem Zeitpunkt kann mit einer kleinen Kinderporzellantasse, die dem Mund vorgehalten wird, auch schon das Trinken begonnen werden. Plastiktassen sind kalt und glatt und bewirken nicht selten einen Zungenvorstoß, der das Trinken-Lernen verhindert. Wieder wird die Situation verkannt, und Eltern meinen, das Kind könne nicht trinken lernen. Oftmals wird dann zur Schnabeltasse gegriffen, und das normale Trinken-Lernen verzögert sich unnötig.

Etwa mit 12 Monaten sollte das Kleinkind allmählich kurzzeitig den Löffel selbstständig halten und zum Munde führen können. Zu diesem Zeitpunkt etwa wird es in der Lage sein, Krümel zu greifen.

Merkmale der Essverhaltensentwicklung

Lebensalter		Abkürzungen:	SSW Schwangerschaftswoche LM Lebensmonat LJ Lebensjahr		
8.–12. SSW	Zungen-, Schluckbewegungen				
27.–28. SSW	Öffnen des Mundes, schnappende Bewegung				
28.–29. SSW	Rhythmische Saugattacken, regelmäßiges Schlucken von Fruchtwasser				
1. LM	Suchen der Nahrungsquelle	Saugen	Beißen	Kauen	Würgereflex
2. LM					
3. LM					Bleibt bestehen, wird mit Entwicklung schwächer
4. LM					
5. LM					
6. LM					
7. LM					
1. LJ					

E. Müller-Rieckmann 1993, 2004

Es ist also ein langer Weg bis zum selbstständigen Essen. Erst etwa mit 2 Jahren sitzt es kurze Zeit ruhig am Tisch und nimmt überwiegend das Essen selbstständig. Zum Beißen- und Kauen-Lernen hat sich auch bewährt, den Kindern einen ganzen, geschälten Apfel anzubieten, der mit beiden Händen vom Kind gehalten wird, auch wieder in aufrechter Haltung.

Dem Entwicklungsverlauf angepasste Rituale, die langfristig stets wiederkehren, erleichtern das Lernen. Das Frühgeborene merkt sich das stets gleiche Geschirr, seinen Platz; es erkennt die Situation „ich esse", „wir essen" wieder. Langsames, abwartendes Füttern, bis der Mund leer gekaut und geschluckt ist, hat sich bewährt.

Der Tisch wird gedeckt; der Löffel liegt neben dem Teller und steckt nicht etwa in einem Glas mit Nahrung. Wenn das Kind mit dem Löffel zu essen beginnt, sollte die Löffelführung aus seinem Hand- oder Ellenbogengelenk heraus geschehen. Dabei sollte wenig mit dem Kind gesprochen werden, denn es benötigt seine ganze Konzentration für das Essen-Lernen. Aber auch, um das Essen genießen zu können. Dann bleibt der Erfolg nicht aus.

Ist das Kind satt, so muss dies unbedingt respektiert werden. Überfütterung bewirkt Würgen, Erbrechen, Essensverweigerung und Abneigung gegen die fütternde Person. Die unerwünschten Essverhaltensweisen können sich weiterhin festigen; es wird immer schwieriger, sie abzubauen.

Im Kreise der Familie am gedeckten Tisch eine Mahlzeit einzunehmen, mehr und mehr das gleiche Gericht wie die Eltern zu essen, bringt ein Stück Gemeinsamkeit und Vergnügen.

Schlafen?

Frühgeborene können andere Schlafverhaltensweisen als reife Neugeborene haben. Durch häufigere Fütterungszeiten, auch nachts, verändert sich der Schlaf-, Essens- und Wachrhythmus. Normalerweise schläft ein Neugeborenes 16–17 Stunden, mit 4 Monaten durchschnittlich 15 Stunden. Eine Schlafperiode währt in der ersten Lebenswoche durchschnittlich 4 Stunden, mit vier Monaten 8–9 Stunden. Mit 3 Monaten haben Kinder ca. 4 Schlafperioden, mit 12 Lebensmonaten 2–3 Schlafperioden. Frühgeborene haben je nach Anzahl der Fütterungs- und Pflegephasen bis zu 12 Schlafperioden. Das nächtliche Durchschlafen zu Hause kann mit erheblicher Verzögerung einsetzen.

Hinzu kommen die individuellen Unterschiede des einzelnen Kindes für Zeit, Dauer, Tiefe und Häufigkeit des Schlafbedürfnisses. Manche Kinder bewegen sich häufiger im Schlaf, sind ruheloser, andere sind „immer schläfrig"; was gelegentlich auch durch Medikamente bewirkt sein kann. Auch Frühgeborene können Langschläfer, Kurzschläfer oder an Nickerchen gewohnte Schläfer sein. All dieses wird sich erst im häuslichen Milieu herausstellen, weil es meist erst dort beachtet werden kann und auch beachtet werden muss. Schlafrhythmus und Schlafbedürfnis werden allein durch das Kind bestimmt und sollten durch das Verhalten der Eltern nicht manipuliert werden. Kinder können jederzeit ungehindert schlafen. Ein Nickerchen auf der Spieldecke sollte nicht unterbrochen werden durch Umkleiden und Ins-Bett-Legen. Anders ist die Situation, falls eine schwere Sehbehinderung oder Blindheit besteht. Dann können Schlafstörungen entstehen – vermutlich aufgrund einer veränderten Entstehung der Lebensbilder. Wir wissen nicht, wie diese Kinder träumen. Nicht selten ist eine Tagesmüdigkeit zu beobachten.

Schlafverhaltensweisen des Frühgeborenen werden erst zum Problem, wenn Eltern darunter leiden. Wenn ihnen die Geduld fehlt, das Kind nachts zu beruhigen, beugen kräftigere Abendmahlzeiten allmählich dem nächtlichen Essen vor und regulieren das nächtliche Durchschlafen. Häufiger als andere kleine Kinder können Frühgeborene, gewohnt durch nächtliche Pflege, Licht im Zimmer in der Nacht verlangen. Eine gedämpfte Lichtquelle sollte dem Kind gestattet werden. Angst und Unruhe würden einen unerwünschten Schlafrhythmus nur begünstigen. An Mahlzeiten nachts gewöhnt, kann es längere Zeit vorkommen, dass etwas zu trinken verlangt wird. Frühgeborene, die lange im Krankenhaus waren, sind einsam, wenn es in der Wohnung zu ruhig ist. Sie sind zu beruhigen, wenn die Tür leicht geöffnet bleibt und die normalen Beschäftigungen mit den Geräuschen wahrgenommen werden können.

Schläft das Kind zunächst bei den Eltern im Zimmer, könnte es zu Problemen kommen, wenn das älter gewordene Kind alleine im Kinderzimmer schlafen soll. In jedem Fall sollte auf die Praxis der „Besuchsritze" verzichtet werden. Manchmal genügt es, das Extra-Kinderbett für noch eine Weile ins Schlafzimmer der Eltern zurückzustellen, um Schlafentzug durch Angstverhalten zu vermeiden. Frühgeborene Kinder benötigen viel Schlaf in ruhiger, ausgeglichener Atmosphäre. Ihre Ausgeglichenheit kann nur entstehen, wenn versucht wird, die Lebensräume des Kindes von seinem Blickwinkel her zu gestalten: wohl das Schwierigste für Erwachsene, sich auf die kindliche Ebene des Denkens und Handelns zu begeben.

Die Erfahrung hat gelehrt, dass bei Frühgeborenen mit Schlafproblemen gleichzeitig andere Störungen bestanden, und erst nachdem diese behoben waren, regulierte sich das Schlafverhalten. Ein Beispiel aus der Praxis:

> R. war ein frühgeborener Junge aus der 27. Schwangerschaftswoche mit einem Geburtsgewicht von 1 070 Gramm. Es bestand eine Hirnblutung 3. Grades ohne Seitendifferenz. Eine gute Spontanmotorik war zu beobachten (ärztlicherseits als Hypermotorik gedeutet).
> R. wurde in ein aus Rollen gebildetes Nest gelegt, in welchem er eine linksbetonte Lage bevorzugte. Aus wohlgemeinten Überlegungen heraus wurde das Nest bis auf das linke Ohr hochgezogen. Es trat „Beruhigung" ein!
> Über mehrere Wochen lernte R. nicht, seine linke Körperhälfte einzusetzen – auch nicht später zu Hause; auch Augenbewegungen waren nicht zu beobachten. Diagnose: Verdacht auf linksseitige Hemiparese (aus medizinischer Sicht); aus pädagogisch-psychologischen Überlegungen heraus wurde in Verbindung mit den Schlafverhaltensstörungen primär an Körperwahrnehmungsschwierigkeiten gedacht. Um die Spontanmotorik voll zu entfalten, wurde eine Wassertherapie eingeleitet. Als R. in der Lage war, mit beiden Körperseiten seine räumliche Umgebung zu erforschen, ließ sich die Schlafstörung therapieren:

- Frühgeborene mit guter Spontanmotorik nicht in ein Nest betten, auch nicht in einen Schlafsack.
- Schreit das Kind abends, nach folgenden Regeln vorgehen:
  – Am ersten Abend das erste Schreien 2 Minuten geschehen lassen, dann 2–5 Minuten ohne Berührung singen und sprechen, kurz das Fläschchen anbieten,
  – falls das Schreien zu kräftezehrend wird, hochnehmen und beruhigen; kleine Frühgeborene sind schnell verausgabt,
  – an weiteren Abenden die Rituale vor dem ersten Einschlafen je nach Verhalten des Kindes immer neu gestalten, bis Beruhigung eintritt,
  – diese Folge von Gesang, Sprache oder auch Spieluhr gleichmäßig an den anderen Abenden wiederholen,
  – später letztes Fläschchen eine halbe Stunde vor dem Schlafen geben.

Für R. benötigten wir 3 Monate Therapie.

Spielende Pflege

Die Funktionsspiele

Eine spezielle Gruppe des kindlichen Spiels, die Funktionsspiele, sind Voraussetzung und Baustein für eine reifere, ganzheitliche Entwicklung im Leben eines Menschen. Durch Tasten manipuliert das Kind mit dem eigenen Körper oder mit Gegenständen die nähere Umgebung. In-den-Mund-Stecken, das Spiel mit Lauten, Beklopfen von Objekten sind Ausdruck seines Erkundungsbedürfnisses und seiner Funktionslust. Der spezifische Zweck eines Objektes oder seine Funktionsweise bleiben zunächst unbeachtet. Das körperbezogene oder objektbezogene Funktionsspiel wird häufig über lange Zeitstrecken mit Lustgefühl wiederholt und bewirkt indirektes sensomotorisches Training.

Unreife Frühgeborene sind aufgrund ihrer körperlichen Schwäche nach der Geburt zunächst sparsamer im Einsatz jener Handlungsabläufe mit den Händen, die intrauterin schon Vorläufer der Funktionsspiele waren. Bessert sich der Gesundheitszustand, so wird mit zunehmender Reife und Erholung das Berühren der näheren Umgebung lebhafter, ohne dass stimuliert werden musste! Die Spontanmotorik wird immer charakteristischer; es ist der Zeitpunkt gekommen, die Umgebung im Inkubator oder Wärmebettchen so zu gestalten, dass dem Frühgeborenen Funktionsspiele möglich werden.

Praktische Vorgehensweise:
- Das Kind wird im Inkubator (s. Abbildung) in eine Hängematte gelegt. Der so streckungsfreie Oberkörper kann die ausladenden Armbewegungen (Spontanmotorik) tatsächlich ausführen; die Rückenlage bleibt stabil und halbrund; die symmetrische Mittigkeit ist gewährleistet.
- Eine Spielstange wird über die Nabellinie des Kindes gehängt, sodass mit den unwillkürlichen Armbewegungen die Ringe berührt werden können.
- Für die Anfertigung der Spielstange wird Holz verwendet, ebenso sind die Ringe aus Holz; die Hängematte sollte aus Molton gefertigt werden; alle Seile bestehen aus 4 mm dickem Nylon, die Glöckchen aus

Messing. (Alle Maße der Hängematte, Spielstange, Ringe, Glöckchen und Seile wurden für Inkubatoren der Firma Heinen und Löwenstein / Bad Ems konzipiert. Ebenso die anzulegenden Bohrungen. Dabei galt das Prinzip, die Regulierung der Lagerung und Einstellung der Spielstange von außerhalb des Inkubators vornehmen zu können.)

Funktionsspiele sind zunächst körperbezogen und schließen das Spielen mit Lauten ein. Wird das Kind größer, setzt das gegenstandsbezogene Spiel mit z. B. Herumwerfen von Gegenständen ein. Erste gerichtete Spielhandlungen (erste Konstruktionsspiele), die sich aus dem objektbezogenen Spiel entwickeln, setzen ein, wenn ergriffene Gegenstände nicht mehr achtlos fallen gelassen werden. Das Kind kann nun greifen und festhalten.

Bei Frühgeborenen kann das Konstruktionsspiel später einsetzen und bedarf häufig gezielter Frühförderung von Bewegung und Spiel als ganzheitlichem Entwicklungsgeschehen. Die einzelnen Spielformen können beim Frühgeborenen länger nebeneinander bestehen bleiben als bei Reifgeborenen.

Tasten, Befühlen, Ergreifen, Festhalten und beginnendes Verstehen führen zum Greifen. Aktive, ausführende Organe sind Mund und Hände.

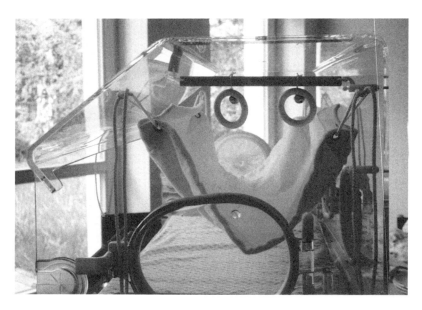

*Inkubator mit Hängematte und Spielstange
(entwickelt v. E. Müller-Rieckmann)*

Träger des Tastsinnes ist die Haut. Bei passivem Tasten gleitet der Spielgegenstand über die Hautoberfläche, beim aktiven Tasten gleitet die Haut über die Gegenstandsoberfläche. Frühgeborene haben häufig länger einen kräftigen Faustschluss, sodass beim passiven Tasten die Handinnenfläche gar nicht erst berührt wird und ein reflektorisches Greifen, welches zum Umgreifen (Umklammern) führt, nicht ausgelöst werden kann. Das angeborene Greifen verliert sich etwa mit dem 4. Lebensmonat, und über die Ohr-Hand- und Auge-Hand-Koordination sollte das willkürliche Greifen erlernt sein und mit etwa dem 6. Lebensmonat gezielt angewendet werden können. Bei Frühgeborenen vor vollendeten 32 Schwangerschaftswochen mit schlaffem oder spastischem Muskeltonus ist beispielsweise ein Faustschluss bis etwa zum 10. Lebensmonat beobachtet worden. Das bedeutet, dass das Spielverhalten sich nicht zum regelgerechten Zeitpunkt entwickeln kann und damit Verzögerungen in der Entwicklung vorgegeben sind. Pflege, im weiteren Sinne die Alltagsbewältigung und das Spiel, sind aber bestimmend für die individuelle Persönlichkeitsentfaltung des zu früh geborenen Kindes.

Während des Klinikaufenthaltes gewährt – neben der Hängemattenlagerung im Inkubator – die Lagerung des Kindes auf einem Naturlammfellchen mit seiner leicht rauen Oberfläche indirekt unentwegt Möglichkeiten, mit den Händen zu tasten. Auch kann durch Schwestern und Eltern passiv ein Aufstreichen und Öffnen der Hände auf dem Fell geübt werden. Ein glattes Laken wäre ungünstig. Häufig tragen Frühgeborene im Inkubator Wollsöckchen. Bei Kindern mit auffallendem Faustschluss sollten die Füße nicht bekleidet sein. Handbewegungen lösen Fußbewegungen aus, die damit verhindert würden. Außerdem blockieren sie das freie Strampeln und möglicherweise sogar Versuche eigenaktiver Fortbewegung. Die Aktivierung der feinen Koordination der Hände und damit aller Finger kann unterstützt werden durch Einlegen kleiner Greiflinge in die Handinnenfläche. Es können z. B. kleine, handadäquate sandgefüllte Säckchen in beide Hände gleichzeitig gelegt werden, bis eine leicht halbrunde Handhaltung erreicht ist. Die Handinnenfläche zeigt nach unten. Gleichzeitig wird so auch ein Verdrehen des Ellenbogengelenkes vermieden. Günstig erweist es sich, die Beine während dieser Lagerungsübung in eine leichte Beugehaltung zu bringen. Werden die Greiflinge nicht umklammert, kann durch leichten Druck mit der Hand der Bezugsperson kurzzeitig die Erfolgssituation hergestellt werden. Die ausführende Person passt die eigenen Hände der Form der kindlichen Hände an. Die Säckchen können auch mit Glöckchen versehen sein, um über das Ohr eine Verstärkung der Spielhandlung zu erreichen.

Beginnt das Kind aktiv mitzuwirken, werden die akustischen Stimuli wieder entfernt. Augen, Ohren, Füße und Hände sind paarweise angelegte Sinnesorgane. Rechte und linke Hand aber funktionieren asymmetrisch; eine Hand gewinnt Dominanz. Welche Hand das sein wird, ist in der Kleinkindphase unbekannt. Alle passiven Übungen sollten rechts und links ausgeführt werden. Irgendwann, wenn das aktive Tasten und Greifen einsetzt, stellt sich die Asymmetrie der Hände dar, und das Kind zeigt, welches überwiegend seine aktive Hand ist. Gewöhnlich ist dies die rechte Hand. Nicht selten werden Zeige-, Ring- und Kleinfinger mit unterschiedlicher Qualität eingesetzt. Die Zeigefinger entwickeln sich allmählich zu den beweglichsten Fingern durch aktive Handbewegungen im Laufe der Kleinkindphase. Ring- und Kleinfinger haben eher die Funktion der Gewichtsregulierung beim Manipulieren mit bestimmten Gegenständen. Greiflinge benötigen auch ein für die kleinkindliche Hand zu bewältigendes Gewicht, um das Fingertraining zu ermöglichen. Durch passives Drehen der Greiflinge und Lageverschiebungen der Spielmittel in der Hand in bestimmten Intervallen wird ein Regulieren von Spielhandlungen angebahnt.

Greifbewegungen erfolgen zunächst durch Zudrücken der Finger gegen den Spielgegenstand. Später greift das Kind scherenartig mit Daumen und Zeigefinger. Diese Bewegungsabläufe werden koordiniert durch Schulter-, Ellenbogen-, Hand- und Fingergelenke. Beim Üben ist darauf zu achten, dass die Führung der Hände aus einem der großen Gelenke erfolgt, zuerst aus dem Handgelenk. Wenn das Kind eigenaktiv zu reagieren beginnt, dann soll die Führung aus dem Ellenbogen erfolgen und schließlich aus dem Schultergelenk ausschleichend reguliert werden (d. h., der Erwachsene nimmt sich mehr und mehr zurück). Eltern von Frühgeborenen werden beobachten, dass bei Kindern mit geringfügigen grobmotorischen Entwicklungsverzögerungen rasch eine tastende, mit dem Mund verbundene Koordinierung der feinen Bewegungen einsetzt. Etwas in den Mund nehmen zu wollen, sollte immer akzeptiert werden. Anders verhält es sich, wenn das frühgeborene Kind aus unterschiedlichen Ursachen heraus an erheblichen grobmotorischen Störungen leidet. Bei diesen Kindern entwickelt sich eher ein Versuch der Koordinierung zwischen Tasten/Berühren und Auge.

Bei Kindern, die stärker mit dem Auge reagieren, sollte man die Hand passiv öffnen (soweit dieses möglich ist) und versuchen, die Hände aus den großen Gelenken heraus zum Mund zu führen; später, wenn sie sich gut öffnen lassen, die Hand-Hand-Berührung über der Mittellinie bewirken. Die Spielmittel sollen auch passiv an den Mund gelegt werden.

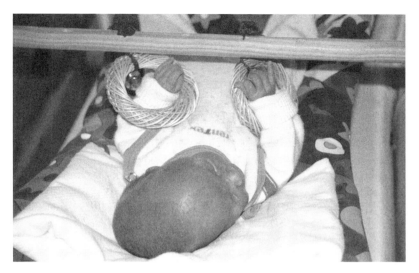

Junge, geboren in der 26. SSW, im Alter von 6 Lebenswochen im Wärmebett mit Spielstange

Frühgeborene sind häufig während des langen Klinikaufenthaltes an den Schnuller gewöhnt worden. Dann haben sie kaum eine Chance, Faust und Mund zu entdecken. Vielleicht hatten sie dadurch auch keine Chance, den Daumen zum Trösten und Lutschen zu finden. Es könnte sein, dass so der zu lange währende Faustschluss mit eingeschlagenem Daumen begünstigt wurde. Zu Hause sollte möglichst auf den Schnuller verzichtet werden. Ein gewisses Maß an Daumenlutschen gehört zum normalen Babyleben. Auch eine Bauchdauerlage stört die Greifentwicklung. Leicht kommt es zur Überstreckung der Wirbelsäule. Der Kopf des Kindes wird stark nach hinten gedrückt, die Steuerung der großen Gelenke gelingt nicht, die Hand kann nicht geöffnet werden. Das Stützen geschieht dann auf den Fäusten. Spiele mit einer *Spielstange* sollten zu Hause fortgesetzt werden. Da Inkubatoren, Wärmebettchen, häusliche Schlafgelegenheiten unterschiedliche Maße haben, empfiehlt es sich, eine Spielstange selbst zu bauen:

Ein Besenstiel aus Holz wird in seiner Länge auf die Breite des Bettchens zugesägt. In der Mitte wird ein ca. 5 mm Durchmesser messendes Loch gebohrt, und dann werden in Abständen von 8–10 cm rechts und links der Mitte weitere Löcher bis an die Enden gesetzt. Im mittleren Loch wird eine quadratische Tafel mit Schwarz-weiß-Linien und rechts und links davon je nach Körperbreite des Kindes ein Holzring mit einem Glöckchen angebracht. Das Glöckchen muss sich kurz gebunden im oberen Ringteil befinden, sodass die halb geöffnete Hand in den Ring gelegt werden kann. Das Kurzbinden ist wichtig, um ein Eindrehen der Händchen nicht zu provozieren. Die Spielstange wird über der Nabellinie des Kindes an den Bettseiten befestigt. Die Höhe muss so sein, dass die Ringe unwillkürlich berührt werden können. Die Höhe kann jederzeit verändert werden, um z. B. die Anstrengungsbereitschaft zu stimulieren.

Ist das Frühgeborene älter geworden, kann die Schwarz-weiß-Tafel durch eine farbige Fläche mit rot oder gelb ersetzt werden. In der Entwicklung werden zunächst vor allem Schwarz-weiß-Kontraste wahrgenommen, bis das Farbsehen überwiegt. Bei den Greifübungen sollen gleichzeitig die Auge-Hand-Koordination, die Ohr-Hand-Koordination und der Versuch, sich hochzuziehen, stimuliert werden. Von der Qualität des Greifenlernens ist die Entwicklung der großen Bewegungen, das Aufrichten und Fortbewegen, abhängig.

Eine beliebte Fehlerquelle, die indirekt die Greifentwicklung hemmen kann, ist das langärmelige Babyjäckchen. Der umgeschlagene Rand des Ärmels reicht oftmals bis auf die Handinnenflächen und löst bei dem sehr jungen Frühgeborenen lang anhaltend den angeborenen Greifreflex aus. Die Faust kann sich nicht öffnen, unbewusste Bewegungen können nicht ausgeführt werden.

Die Konstruktionsspiele

Das erste Greifen und die ersten Versuche, sich aufzurichten oder fortzubewegen, sind miteinander verbundene körperliche, seelische und geistige Entwicklungen, die zum Erleben von Entdecken, Hantieren und Konstruieren führen. Sehr kleine Frühgeborene mit ihren grobmotorischen Entwicklungsproblemen können in diesem Ganzheitsgeschehen eine erhebliche Entwicklungsdiskontinuität im Einsatz ihrer geistigen Fähigkeiten zu bewältigen haben.

Suchen und Finden können in „Ersatzentdeckungsreisen" ein wenig geübt werden, z. B. mit einem Kästchen, dessen Deckel auf- und zugeklappt werden kann und in dem verschiedene Dinge gefunden werden können. Die Förderung konstruktiver Spielweisen gelingt besonders gut mit Hohlwürfeln durch konzentriertes Ausräumen und später durch Üben des Einräumens. Zunächst sollte mit den ersten drei größeren Würfeln begonnen werden, um dann, immer kleiner werdend, Geschicklichkeit und Koordinierungsfertigkeiten mit mehr Ausdauer abzuverlangen. Frühgeborene, die sonst gesund sind, werden rasch ein hohes Erfolgsstreben anzeigen, indem sie selbst das Anspruchsniveau erhöhen wollen.

Leider ist das konstruktive Spiel für Kinder, die sich noch nicht oder nur eingeschränkt eigenaktiv aufrichten oder fortbewegen können, an das Spiel auf der Matte, dem Fußboden oder Tisch gebunden. Sie erleben besonders heftig die Diskrepanz zwischen Wollen und Können. Heftiges Fingerwedeln kann beobachtet werden, wenn ein Kind den Zielort seines angestrebten Spiels nicht erreichen kann. Auf das Fingerwedeln selbst sollte nicht eingegangen werden (um dieses an sich unerwünschte Verhalten nicht zu verstärken), aber Hilfe zum Erfolgserlebnis sollte auf jeden Fall angeboten werden. Die meisten Verhaltensauffälligkeiten bei Frühgeborenen in der geistigen Entwicklungsphase der Konstruktionsspiele entstehen aus der Diskrepanz zwischen noch bestehenden Schwierigkeiten bei großen Bewegungen und der bereits gut geschulten Feinmotorik.

Weitere Spielmittel für diese Phase (s. auch Liste) sind z. B. Ringpyramiden, quadratische Holzbausteine zum Turmbauen, beginnend mit zwei Steinen. Mit Schlegeln kann auf eine Rahmentrommel geschlagen werden, während die Bezugsperson dazu singt. Sehr beliebt sind kleine Ballspiele. Der Ball sollte, mit Sand gefüllt, ein gewisses Gewicht aufweisen und einen Durchmesser von etwa 10 cm haben. Leder oder Gummi, keinesfalls Plastik, in klaren Grundfarben wären gute Materialien.

Die Beobachtung der vielfältigen Handlungen des kleinen Kindes zeigt, in welchem Maß es in der Lage ist, mit Interesse Umweltsituationen des Alltags zu erfassen und mit ihnen verbundene Probleme zu lösen. Alltagsgewohnheiten und kleinstkindspezifische Spielweisen werden im ersten Halbjahr rasch erlernt. Erwachsene müssen lernen, sich auf die Handlungsebene ihres Kindes zu begeben. Das Spielen und die Beschäftigungsteilung mit Beschäftigungs- und Spielzeug für Kleinstkinder sind das gemeinsame Mittel. Im alltäglichen Klinikgeschehen – und später in der häuslichen Umgebung – haben sich insgesamt folgende Spielmittel und Gegenstände bewährt:

1 Stillkissen,
1 Nestchen,
1 Kerze,
1 Lammfell von etwa 25 x 40 cm Größe,
1 Tafel mit Schwarz-weiß-Kontrasten,
1 Spiegel,
Glocken,
1 Rassel,
Holzgreiflinge,
1 kleine Hängematte,
1 Spielstange (nach E. Müller-Rieckmann),
1 rotes Tuch,

1 farbloses Ziehtier,
1 roter Ball mit einem Umfang von ca. 10 cm,
1 Kinderporzellantasse,
1 Stabholzlaufgitter,
1 Babywippe,
1 Paar Klanghölzer,
1 Paar Rumbakugeln,
1 Hohlwürfel mit mindestens 3 Größen,
3 quadratische Holzbausteine,
1 kleine Hängematte,
mehrere Babysauger mit unterschiedlich großen Sauglöchern,
1 Wärmeteller,
1 Metallmokkalöffel (bei Bedarf in rechten Winkel biegen),
1 Kästchen mit Deckel,
1 Ringpyramide,
1 Luftballon,
1 Windmühle,
1 Puppe,
1 Teddy,
1 dicker Holzbleistift,
1 Zeichenblock,
1 Block Bunt-Klebepapier in Grundfarben,
1 Packung Farbstifte mit dickem Holzmantel,
1 Flachpinsel mit dicker Borste und Stiel,
Buntpapier zum Falten.

Die zu Hause verwendeten Spielmittel sollten auch in der Sprechstunde genutzt werden, um den Alltagssituationen möglichst nahe zu sein. Mit vertrauten Gegenständen und Personen wird die Beobachtung als natürliches Geschehen empfunden, in welchem der Berater eine zurückhaltende Rolle einzunehmen hat.

Ähnlich wie die Kängurumethode erfüllt die spielende Pflege mittels gut gefördertem Funktionsspiel viele Zwecke. In erster Linie bedeutet sie aber Kontinuum der vorgeburtlichen Entwicklung und damit Weiterentwicklung und Prävention von zentralen Koordinationsstörungen.

Beide Methoden belegen, dass für die meisten unreifen Frühgeborenen passives Stimulieren zugunsten eigenaktiver Entwicklung vermieden werden kann, ja, dass passives Stimulieren sogar hemmend sein kann.

Das Handling

Frühgeborene, die in der Klinik zeitweilig eine Lagerung in kleinen Hängematten hatten und nicht zu fest verpackt waren, zeigten weniger Schwierigkeiten in der Bewegungsentwicklung. Hemmend wirkt sich ebenfalls aus, wenn Säuglinge zu lange Wachzeiten ohne freie Bewegungsmöglichkeit fest verpackt im Kinderwagen liegen. Auffällige Körperhaltungen, Schiefhalsneigung, schlechte Kopfkontrolle und Ungeschicklichkeiten in den Bewegungskoordinationen könnten die Folge sein.

Etwa mit der 52. Lebenswoche würde ein (termingerecht geborenes) Kind sich auf die Unterarme in der Bauchlage stützen und beginnen, den Kopf zu heben, vielleicht sogar ein seitliches Rollen probieren. Bei schlafferen oder leicht steif wirkenden Frühgeborenen (mit einem Gestationsalter von 31 Schwangerschaftswochen) konnten trotz korrigiertem Alter grobmotorische Entwicklungsverzögerungen beobachtet werden. Mit dem 8. Lebensmonat konnten sie erst das Köpfchen halten. Ein anderes, schlaffes Kind aus der 30. Schwangerschaftswoche hatte mit einem Lebensalter von 15 Monaten eine grobmotorische Entwicklungsphase eigenaktiven Drehens erreicht. Erste Kriechversuche wurden angestrebt. Das würde etwa der Entwicklungsphase eines 8–9 Monate alten reifgeborenen Kindes entsprechen. Geistig kann das Frühgeborene aber bereits zu einem Versteckspiel bereit sein. Solche Spiele sollten auch in der Wohnung improvisiert werden. Einfarbige, größere Tücher eignen sich gut als Versteck für einen Erwachsenen oder das Kind. Das Format kann durchaus 1x1m betragen. Leicht lassen sich Distanzen zwischen den spielenden Personen verändern, sodass ein Erfolgserlebnis für das Kind gewährleistet ist.

Bis zur vollendeten 36. Schwangerschaftswoche wechselt das ungeborene Kind normalerweise rasch seine Körperhaltungen. Durch die zu frühe Geburt ist es zu einer Unterbrechung dieses vorgeburtlichen Geschehens gekommen. Lagewechsel und eine auf den Entwicklungsstand des Kindes abgestimmte Übungsbehandlung wirken sich auf Statik und Motorik günstig aus. Eine adäquate Handhabung im Umgang mit dem Kind im Alltagsgeschehen wäre für Frühgeborene die Methode des Handlings (Flehmig 1983). Diese Methode hat sich bewährt, sie orientiert sich an der normalen Bewegungsentwicklung der Grobmotorik und unterstützt die beginnenden Funktionen. Vor Entlassung eines frühgeborenen Kindes aus der Kinderklinik sollten Eltern mit dem Handling vertraut gemacht werden.

Die wichtigsten Hinweise für die häusliche Handhabung des Säuglings beziehen sich auf das Hochnehmen, das Tragen und das passive Drehen. Ein Frühgeborenes darf nicht an den Armen hochgezogen werden, es sei denn, das Kind zeigt dazu eine eigene Anstrengungsbereitschaft. Am günstigsten ist es, den Säugling über die rechte oder linke Seite aus den umfassten Schultergelenken heraus auf den Bauch zu rollen. Dabei bleiben die Hand und der Unterarm z. B. der Mutter unter dem Brustkorb des Kindes, und das Kind kann nun ganz entspannt aufgenommen werden. Nach dem Drehen sollte ein wenig gewartet werden, bis das Kind möglicherweise den Kopf eigenaktiv zu heben versucht. Ist das Kind in der senkrechten Haltung bei unterstütztem Köpfchen, wird dieses an das Brustbein oder auf die Schulter des Erwachsenen gelegt. Dabei muss der Rücken eine leichte Rundung zeigen. Die Arme werden mit auf die Schulter geschoben. Getragen werden sollte das Kind halbrund auf den Händen, das Köpfchen ruht in der Ellenbeuge.

Leicht steif wirkende Kinder können durch eine eingeschobene und gerollte Windel eine leichte Spreizung der Leistenbeugen vertragen. Frühgeborene können zu Überstreckungen neigen. Im Mutterleib waren sie rund im Fruchtwasser zusammengerollt. Nach der vorzeitigen Geburt neigen sie zum Hohlkreuz, zum Nach-unten-Biegen. So ist es ein Prinzip der Frühgymnastik, bei allen Haltungen, Handhabungen und auch Eigenaktivitäten des Säuglings auf halbrunde und runde Haltungen zu achten.

Gut geeignet, indirekt über längere Zeit eine halb sitzende, leicht gerundete Körperhaltung zu ermöglichen, ist die Benutzung einer Babywippe. Mahlzeiten können so eingenommen werden, und das Kind kann von den Eltern in alle Räume mitgenommen werden. Durch eigene Bewegungen des Kindes werden Schaukelbewegungen des federnden Wippers ausgelöst, was Freude und Trost auslösen kann, ohne dass die Eltern immer und sofort beansprucht werden.

Vielfältige Entwicklung

Kind und Eltern üben „Aufrichten"

Hat das Kind erst entdeckt, dass es sich am Daumen der Eltern aktiv hochziehen kann und dabei seinen Kopf gut in Kontrolle hat, versucht es bald, sich kurzzeitig halb aufzurichten: der Beginn des Sitzens. Antriebsschwächere Frühgeborene können hierbei gut unterstützt werden durch gemeinsame Spiele. Zum Beispiel können kleine Glöckchen, kleine Bausteine auf die Füße gelegt werden, um das Kind zum Aufrichten zu motivieren. Gleichgewichtsübungen sind eine gute Hilfe: Das Kind wird von der auf dem Fußboden sitzenden Person im Schneidersitz auf den Schoß genommen (beide mit Blickrichtung nach vorn). Das Köpfchen ruht am Brustbein. Die geöffneten Hände des Kindes werden passiv auf seine Oberschenkel gestützt, bis Leistenbeuge und Oberarm ein Dreieck bilden. Diese Übung erfordert Konzentration. Allmählich wird das Kind mit geradem Rücken sicher sitzen (z. B. im Kinderstühlchen). Sollte es kippen, wird es versuchen, sich mit gestreckten Armen abzufangen, je nach Wipprichtung. Bei Ess- und Spielhandlungen werden Kleinkinder gern in Sitzhaltung auf den Schoß genommen.

Eine immer wieder zu beobachtende falsche Handhabung ist es, das Kind vorne über dem Brustkorb mit einer Hand des Erwachsenen zu stützen. Das Vorstrecken der Arme wird behindert, das Kind kann Gegenstände, die sich auf dem Tisch befinden, nicht erreichen und erlebt Misserfolge. Die Stützung muss durch beide Hände des Erwachsenen an den Hüften des Kindes erfolgen. Die Handinnenflächen der Bezugsperson werden mit leichtem Druck auf die rechte und linke Hüfte gelegt, bis das Kind eine stabile Haltung erreicht hat und seine Handlung auf dem Tisch, z. B. das Halten des Löffels, ausführen kann.

Untersuchungen zur Entwicklung des koordinierten Kriechens mit Alterskorrektur bei Frühgeborenen (Briel 1988) weisen auf eine hohe Variabilität in der Entwicklung hin. Jedes frühgeborene Kind besitzt seinen eigenen Entwicklungsrhythmus mit unterschiedlichsten Entwicklungswegen. Die spontanen großen Bewegungen sollten so, wie sie sind, akzeptiert werden und nicht immer unbedingt in physiotherapeutische Schemata gepresst werden. Kann ein Kind sich rollen, sollte es dieses frei auf dem Fußboden ausführen dürfen. Bleibt es für eine Weile freiwillig in einem Holzlaufgitter, hat es sich als günstig erwiesen, einen Holzbesenstiel quer vor die Gitterstäbe zu binden, um ein Hochziehen zu ermöglichen. Diese Methode ersetzt gewissermaßen die Sprossenwand. Es ermöglicht dem Kind auf indirekte Weise, seine Bedürfnisse selbst zu erfüllen, in den Kniestand mit einem Hilfsmittel, aber ohne fremde Hilfe, zu kommen. Gezieltes Rollen, beginnendes Kriechen und Versuche des Aufrichtens sind nicht nur Entwicklungsschritte der Grobmotorik. Sie zeigen an, mit welcher Ausdauer und Geduld ein Kind Anreize seiner Umwelt zu erreichen versucht; wie orientiert und zielstrebig es versucht, sein Leben zu organisieren.

Manchmal gelingt es dem Kind nicht, trotz eines Hilfsmittels, ein erwünschtes Ziel zu erreichen. Wird es dann in aufrechter Stellung gehalten, müssten die Füße das Gewicht des Körpers übernehmen. Schlaffe Frühgeborene zeigen hier Schwierigkeiten. Es hat sich bewährt, dann ein weiteres Hilfsmittel zu nutzen: Ein aufgeblasener Wasserball kann unter die Füße geschoben werden.

Kann das Frühgeborene sich allmählich am Bettgitter oder im Laufstall hochziehen, ist die nächste Klippe, sich festzuhalten, um kurzzeitig stehen zu können. Je nach der Qualität des Greifens gelingt das Festhalten. Sind die Finger noch zu hypoton (schlaff), ist eine Hilfe durch die Hände der Bezugsperson erlaubt. Auf beide Hände des Kindes legt der Erwachsene mit leichtem Druck seine eigenen, sodass die kindlichen Finger mit ausgestrichen und gerichtet werden und so passiv das Umfassen der Haltefläche gelingt. Die Bezugsperson gibt die Unterstützung von hinten.

Erste Gehversuche

In der Entwicklungsfolge der Grobmotorik beginnt nun die Phase, seitliche Schritte am Laufgitter oder an Möbeln zu probieren. Dabei hält sich das Kind fest. Die ersten Schritte mit Festhalten an Gegenständen sind Vorläufer für ein Vorwärtsgehen durch Unterstützung. Die ersten Versuche gelingen mit „Hinplumpsen", trotzdem sollte das Kind gelobt werden. Bei Gehversuchen an der Hand sind Überstreckungen der Hand- und Ellenbogengelenke zu vermeiden. Allmählich hört das Fallen auf, und das Kind geht an einer Hand im Tempo des Spazierens. Sicheres Gehen bedeutet Wagnis der ersten 10–30 Schritte ohne fremde Hilfe. Hat das frühgeborene Kind das erreicht, beginnt es, die Welt mit Laufen zu erforschen. Diese grobmotorische Entwicklungsphase kann bei hypotonen (schlaffen) Kindern zwischen dem 13.–24. Lebensmonat liegen.

Wird eine physiotherapeutische Behandlung erforderlich, sollte eine enge Zusammenarbeit zwischen dem Kinderarzt, dem beratenden Pädagogen oder Psychologen und dem Physiotherapeuten die Eltern begleiten. Übersättigungszeichen durch die krankengymnastische Behandlung können heftiges Schreien und Sich-Wehren sein. In Abständen sollten Therapiepausen durch die Physiotherapeuten eingelegt werden. Die spontanen großen Bewegungen werden individuell im Verlauf der Persönlichkeitsentwicklung des Kleinkindes gesteuert. Freie Entfaltungsmöglichkeiten sind dazu nötig. Der Therapeut sollte dem Kinderarzt über die Befindlichkeit des Kindes berichten. Von den Eltern sollten die frühpädagogischen Programme in der krankengymnastischen Praxis vorgelegt werden, sodass diese in die Behandlung des Kindes als spielerische Elemente eingebracht werden können.

Bewegung können wir mit Musik verknüpfen und fördern. Schon das ungeborene Kind erlebt Schallquellen und Töne vom Mutterleib her und von der äußeren Umwelt, auf die es mit ersten großen Bewegungen, dem Strampeln, reagiert. Nach der Geburt werden Töne zunächst als passive Eindrücke aufgenommen. Allmählich werden Geräusche bedeutsamer, und das Kind, auch das Frühgeborene, versucht durch Kopfkontrolle, sich allmählich der Geräuschquelle zuzuwenden. Klänge haben für Kinder generell einen so hohen Aufforderungscharakter, dass es kaum ein Kind gibt, das sich nicht durch musikalische Töne aktivieren ließe.

In den ersten Monaten im Leben des frühgeborenen Kindes sind es einzelne Töne, die eine spontane Belebtheit oder Beruhigung bewirken. Wird das Kind älter und hat etwa geistig das Entwicklungsniveau eines 12–15 Monate alten (reifgeborenen) Kindes erreicht, ist kindgemäße Musik eine gute Lernhilfe. Rasch entwickelt sich Freude für Bewegungsspiele. Das natürlichste Instrument in dem Miteinander von Kind und Erwachsenen sind die Stimmen. Ein selbst gesungenes Kinderlied bei geöffneter Tür könnte eine Anregung sein, in dem Kind den Wunsch zu wecken, sich von einem Raum, in dem es sich alleine befindet, in einen anderen zu bewegen.

Macht es erst Schritte, sind Kreisspiele ein wahres Vergnügen. Unsichere, hypotone Kinder können durch Reifenspiele Sicherheit trainieren. Ein ausgelegter Gymnastikreifen ist geeignet, die Kreisform von außen zu umgehen, von innen nachzuvollziehen, ein- und auszusteigen zu üben. In der Wahl der (selbst erfundenen) Lieder sind der Phantasie der Eltern keine Grenzen gesetzt, Hauptsache, Lied und Spiel sind kindgemäß, dem Entwicklungsniveau entsprechend gestaltet. Reigenspiele sind eine Vorstufe zum Kindertanz. Kleine Kreisspiele mit wechselnden Tanzrichtungen tragen zur Flexibilität des kindlichen Gehverhaltens bei, um Richtungen weniger mühevoll zu wechseln (z. B. wenn das Kind einen Raum besser kennen lernen will). Der Kontakt zum Boden wird zunehmend sicherer – gleich, ob im Liegen, Sitzen, Stehen oder Gehen. Unsicherheiten wegen noch mangelnder Routine regulieren sich von allein. Es ist ein Fehler, dieses im Zusammenhang mit Störungen des Vestibularsystems zu sehen (Erkrankungen des Nervus vestibularis) und Körpertherapien anzusetzen.

Kind und Eltern im Dialog

Mit dem sicheren freien Gehen ist für das Frühgeborene ein erheblicher Entwicklungssprung verbunden. Alle Phänomene des Frühgeborenseins verlieren sich nun rasch. Stimulierende, aktivierende Förderungsangebote werden weniger wichtig. Das Kind macht sich „Selbstangebote", denn es kann nun frei seine Umwelt erforschen durch Tasten, Hören, Gehen, eigenes Tun und Erlernen des angemessenen Verhaltens. Hat das Kind bislang Laute und Silben nachgeahmt, so befindet es sich nun in der Entwicklungsphase, erste sinnvolle Worte sprechen zu wollen. Indem das Kind die Frage „Wo ist?" beantwortet, zeigt es, dass es den Dialog gedanklich vollzogen hat. Mit Hilfe von Wort-Sprache wird es dem Kind nun möglich, zu ordnen und den Lebensalltag zu bewältigen. Es ist nun befähigt, sein Ich mit seinen Erlebnissen, Erkenntnissen und seinem Wollen zu formulieren.

Die Sprachentwicklung ist von der Qualität des Hörens abhängig. Das Ohr, im kindgemäßen, sinnvollen Hören geübt, beginnt, die Sprache der Personen, der Welt zu erfassen (genauer: Mit dem Ohr aufgenommene Informationen werden nun in stärker differenzierender Weise verarbeitet, also verstanden). Die Sprechweise der Eltern, der Kommunikationspartner, ist für das kindliche Lernen nicht unerheblich. Die Sprachmelodie kann beim Stellen von Fragen, Forderungen an das Kind, bei Verrichtung alltäglicher Gewohnheiten um ein Vielfaches mehr variiert werden als nur um die zu wählenden Worte. Das Kind lernt, Sprachnuancen vom Flüstern bis zum Lautsprechen zu verstehen und anzuwenden. Beherrscht das Kind den Ein- und Zweiwortsatz, müssen Eltern und Bezugspersonen dem Kind zuzuhören lernen, seine Fragen auffangen und seinem Anspruchsniveau entsprechend ernsthaft antworten können. Eine förderliche Handlung ist ein Spiel mit Gegenständen im Stück-für-Stück-Verfahren: eine Tasse, zwei Tassen oder mein Ball, dein Ball, viele Bälle für alle.

Etwa mit dem Entwicklungsalter von 14 Monaten verfügt das Kind über ein Sprachverständnis von 30 bis 50 Wörtern, mit 15 Monaten spricht es im Einwortsatz mit ca. 10 Wörtern, mit 19 Monaten kann es vielleicht schon über 20 Wörter verfügen, und im Entwicklungsalter von 24 Monaten spricht es in Zwei- und Mehrwortsätzen. In diese Phase fällt das erste aktive Fragealter. Sprache ist zwischenmenschliche Verständigung und Verständigung mit der Weltordnung geworden.

Größtes Hemmnis für die sprachliche Entwicklung des Kleinkindes ist die Ausschaltung der Eltern und der Familie aus dem gegenseitigen Ansprechen und der zwischenmenschlichen Verständigung und Beziehung durch zu häufiges Angebot von Musik und Sprache aus der Konserve und dem Fernsehen.

Auch wenn wir Erwachsenen dem Kind sehr viele Kinderbücher vorlesen (besonders wenn diese nicht dem Entwicklungsniveau des Kindes entsprechen), kann das heißen, dass wir zu viel auf das Kind einsprechen und zu wenig auf es hören. Günstiger ist es, Alltagserlebnisse vom Kind erzählen zu lassen oder zwischen Mutter oder Vater in einem Dialog mit dem Kind Erlebtes vor dem Schlafengehen nochmals gegenseitig auszusprechen. Kontaktbereitschaft, Bindungsfähigkeiten, Trennungserleben und Kommunikationsstrebungen bilden sich und ermöglichen soziale Einbindung in die kleine Familie, in die erweiterte Familie und in Kindergruppen. Das kommunikative Sozialisationsgeschehen vollzieht sich je nach Entwicklungsalter des Kindes auf mehreren Ebenen:

Zunächst beginnt der Säugling, durch Funktionsspiele (Berühren des eigenen Körpers) in gewisser Weise mit sich selbst zu kommunizieren. Beim Frühgeborenen wird dieses erste Kommunikationsverhalten später einsetzen. Mit der Kräftigung des Körpers und dem zunehmend besseren Allgemeinbefinden werden zarte Zeichen der lautlichen Äußerung (noch nonverbal) allmählich deutlicher. Vielleicht hat das Kind jetzt ein Lebensalter von 2 Monaten erreicht.

Allmählich setzt eine unmittelbar emotionale Kommunikation des Säuglings mit Erwachsenen ein. Das Kind beginnt, mit Personen und Gegenständen „Zwiesprache" zu halten. Es reagiert mit Anlächeln auf Stimmen und Handlungen. Die lautlichen Äußerungen des Säuglings werden für Pflegepersonal und Eltern interpretierbar. Dieser Zeitpunkt könnte etwa die Entlassung nach Hause sein. Gibt es daheim Geschwister, kann das frühgeborene Kleinkind vielleicht zeitweilig einen losen Kontakt zu ihnen aufnehmen. Es ist jetzt vielleicht 6 Monate alt.

Im Verlauf des nächsten halben Jahres nimmt die stimmliche Expressivität erheblich zu. Das Kleinkind spielt mit Spielgegenständen zusammen mit Erwachsenen. Diese beginnenden Konstruktionsspiele werden bevorzugt mit solchen Erwachsenen durchgeführt, die dem Kind Zuwendung geben bzw. mit Familienmitgliedern oder auch fremden Personen, die das Interesse des Kindes erwecken.

Mit Kindern kommuniziert das Kleinkind durch erstes Ansehen, „Erzählen", Sich-Berühren. Die Dialoge sind noch ungeübt und kurzzeitig. Etwa zwischen 12 und 24 Monaten wird die sprachliche (verbale) Kommunikation, gebunden an gegenständliche Handlungen, zur Kommunikationsgrundlage mit Erwachsenen. Das Kind beginnt, Verhaltensweisen zu bewerten. Kleine Aufträge auf Anweisung des Erwachsenen werden ausgeführt, erste Fragen werden gestellt.

Dialoge mit Erwachsenen werden unterbrochen. Mit Gegenständen versucht das Kind, ein gemeinsames Spiel mit anderen Kindern zu beginnen. Es entwickelt Eigentumsverhalten und wendet das Wort „mein" an. Zwischen dem 2. und 4. Lebensjahr nimmt die Bedeutung anschaulicher Handlungen durch Erwachsene ab. Themen, die Erkenntnis vermitteln, werden wichtiger. Im Spiel mit Erwachsenen wird der Wissensschatz des Kindes angewendet. Klare Wertungen von Verhaltensweisen anderer fließen in das kommunikative Geschehen ein.

Die Kind-zu-Kind-Beziehungen gewinnen an sprachlichem Umfang, befinden sich aber noch auf der materiell-gegenständlichen Stufe. Personen werden zum Thema des kindlichen Zwiegespräches.

Gemeinsame Spiele ohne Spielmittel mit anderen Kindern setzen ein. Das Kind beherrscht den Dreiwortsatz und benennt sich mit „ich". Das frühgeborene Kleinkind ist nun in der Lage, in einer Kindergruppe von 2–3 Kindern, nicht Gleichaltrigen, eigenständig-kommunikativ zu sein. Es beginnt, Spielregeln aufzustellen. Kurzzeitig kann es getrennt von Familienmitgliedern spielen und Alltägliches erleben.

Kommunikatives Verhalten – Beziehungsverhalten – ist, je älter das Kind wird, mit seinem Spracherwerb und seinen Sprechfähigkeiten verknüpft. Die Beobachtung und Beurteilung des Sprachniveaus und der Sprechqualitäten von Frühgeborenen erweist sich häufig als schwierig, wenn nicht der Zusammenhang von sensomotorischer, grobmotorischer Entwicklung und Sprachentwicklung beachtet wird. Über das Sinnesorgan Ohr werden schon vor der Geburt akustische Reize wahrgenommen. Sie lösen den Wunsch aus, die Reizquelle zu suchen. Bewegungen von Kopf und Augen als Ausdruck der Koordinierungsfähigkeit zwischen Kopf und Ohr zeigen, dass das Kind den Reizen lauscht und es bemüht ist, diese zu erfassen. Muskelspannung, Gleichgewichtsstörungen und Köperhaltung (zunächst Kopfhaltung) werden mit einem sich steigernden Maß an Konzentration zum Lernen von

Sprachverständnis und Sprechvermögen als Voraussetzung für Sprache eingesetzt. Sechs Sprachkreise (Müller-Rieckmann 1992) der Sprechentwicklung können Orientierung für die in der Praxis häufig schwierige Beobachtung des Sprechens geben:

I. **Das nonverbale Sprechen**
Passives und aktives Sprechverhalten ohne Worte durch Lachen, Schreien, Lallen, Laute, Mienenspiel, Gestik und Richtungswechsel des Körpers signalisieren Mitteilungen.

II. **Das nonverbale nachahmende Sprechen**
Eine lallend-nachahmende Sprechweise setzt ein mit Lallsilben ma, de, ei.

III. **Die Doppelsilben**
Das reine nonverbale Sprechen endet auf dieser Stufe. Es werden Lautantworten gegeben und Doppelsilben gesprochen wie ham-ham, mam-mam, da-da, atta-atta.

IV. **Die Sprachsymbole**
Sprachkenntnisse über Laute und Silben führen dazu, dass die ersten Worte gesprochen und auf Fragen reagiert wird: Ausdruck des sich entwickelnden gegenstandsbezogenen Wortverständnisses.

V. **Das erste Fragealter**
10–20 Wörter werden aktiv im Einwortsatz gesprochen, und erste Fragen mit „Ist das" werden gestellt.

VI. **Der Mehrwortsatz**
Bei einem Wortschatz von 20–30 Wörtern werden aktiv Zwei- und mehr und mehr dann Dreiwortsätze gebildet.

Die Entwicklung des Sprachverständnisses erfolgt über Ohr, indem Tonhöhen in Sprechrhythmen als Sprachmelodieformen wahrgenommen werden. In der deutschen Sprache wird eine abwärts leitende Melodik bei Aussagen und Aufforderungen angewendet. Für unvollendete Aussagen wird das Sprechen mit schwebender Melodie ausgeführt. Eine aufwärts geführte, spannungsgesteigerte Sprachmelodie wirkt drängend und fragend, Antworten erzwingend. Sprache und Qualität des Sprechens eines Kleinkindes sind enorm vom sprechenden Vorbild und seinen Möglichkeiten der Beziehung zur Umwelt abhängig. Damit wird auch deutlich, dass Sprachaktivität nicht ohne weiteres zum Gradmesser geistiger Fähigkeiten gewählt werden kann und darf. Sprechaktivität kann allein schon durch verzögerte motorische Entwicklung, aber auch durch psychische Prozesse wie Misserfolgserleben gehemmt sein.

Mit solchen Hemmungen verbunden sind Minderung der Kontaktfähigkeit und des unbelasteten Kommunizierens. Zwangfreie, sinnvolle Spiel-Sprach-Atmosphären in der Erziehung der frühen Kindheit sind wohl das Fundament für flüssige Sprachentwicklung. Spiele von Frage und Antwort, „wo ist" – „da ist", lassen sich gut zur Unterstützung für Sprechentwicklung anwenden, wenn die Sprechphase IV erreicht wurde und das Frühgeborene beginnt, Laute und Silben zu sprechen.

Singen, Malen, Konstruieren – Musische Begegnung

Bereits vor der Geburt ist das auditive Sinnessystem so angebahnt, dass über das Ohr für das Kind akustische Wahrnehmung möglich ist. Das Hören von Tönen und Geräuschen bewirkt Augen-, Kopf- und Körperbewegungen des Kindes im Mutterleib. Eine erste Vermittlung von Informationen (Kommunikation) als Voraussetzung für Entwicklungsmöglichkeiten mit elementaren Zeichen und Merkmalen hat zwischen der Außen- und Innenwelt des ungeborenen Kindes stattgefunden. Zunächst sind es Einzelreize, die aufgenommen werden können und mit motorischen Reaktionen beantwortet werden. Nach der Geburt sind Tast- und Gehörwahrnehmung am differenziertesten ausgebildet. Im Verlauf der frühen Entwicklung des Säuglings verfeinern sich Fähigkeiten wie Schalllokalisation, Differenzierung von Tonhöhen und -tiefen, Klangfarben. Die frühe Erfahrung von Klang (Musik) und Rhythmik in Form von Einzeltönen und Grundrhythmen bildet erste musikalische Erlebnisse. Erstes Horchen, erstes Erleben von vorgesungenen Kindermelodien wecken Aktivierung, was in Mimik und Gestik des Kleinstkindes zum Ausdruck kommt. Frühgeborene sind trotz der zu frühen Geburt bereits gut in der Lage, akustisch wahrzunehmen und sich an Gelerntes zu erinnern. Das Singen von Leiertonmelodien bekannter Kleinkinderlieder ist der Beginn musikalischer Begegnung. Die Alltagserfahrung zeigt immer wieder, dass gerade zu früh geborene Säuglinge nach Schmerz- und Belastungserlebnissen gut auf einfache Musik, vor allem auf Singen, reagieren. Wichtig ist, dass das Anspruchsniveau dem Entwicklungsalter hinsichtlich Tempo, Rhythmik, Sound und Tanzbarkeit nicht zu komplex angepasst wird und die Instrumente zum vielfältigen Selbsttätigsein führen. Die rhythmisch-musikalische Frühförderung könnte in den Frühförderstellen weitaus besser aufgebaut werden. Leider sind in kleine Schritte zerlegte Programme eher zusätzlich an Musikschulen zu finden, was eine zusätzliche Belastung bei bestehendem Förderbedarf für das Kind bedeutet.

Haben die Kinder die sprachliche Stufe des Lallens erreicht, werden Mimik, Gestik und Stimme eingesetzt, um lust- und unlustbetonte Gefühle zum Ausdruck zu bringen. Auf Vorsingen wird mit Lallen geantwortet. Etwa zu diesem Zeitpunkt ist das Kind in der Lage, z. B. mit einem dicken Zimmermannsbleistift zu beginnen, auf Papier ein „Urkritzel" zu kritzeln. Es entsteht durch ungeordnete grobmotorische Bewegungen. Sind Frühgeborene erst in der Lage, frei zu gehen, beginnen sie, sich an Kreisspielen zu beteiligen und zu versuchen, einzelne Worte mitzusingen. Zum Singen und Vorsingen werden gern Bewegungen wie Hopsen und Klatschen ausgeführt. Etwa im ersten Fragealter kann das Kleinkind einzelne Worte, wenn auch ungenau, von Ringelreihetexten und Melodien mit dazugehörigen Bewegungen mitsingen. Das Kritzeln auf dem Papier wird intensiver, Linien sind zu erkennen, Papier kann in Streifen gerissen werden. Hier bietet sich ein guter Ansatz, dem Kind musischen Erfolg zu vermitteln: Rotes, in Streifen gerissenes oder zu Kügelchen geformtes Papier kann auf eine andere einfarbige Grundfläche durch die Eltern aufgeklebt werden und als erstes Bild seinen Platz im Kinderzimmer finden. Kritzeln mit dicken Farbstiften ist eine schöne Ergänzung.

Allmählich lernt das Kind, Linien, Striche, Wellen zielgerichteter zu zeichnen. Bewegungen, die das Kreisen andeuten, stellen sich ein, indem gezeichnete Linien von angedeuteten Kreisformen umgeben werden. Das Urkritzel verliert seinen wahllosen Charakter und wird in einem Linienbündel geformt. Jetzt ist das Kind auch in der Lage, Stücke von Plastilin abzureißen und zu drücken. Papier wird feiner gerissen. Von den Kinderliedern kann es kleine Abschnitte mitsingen und spielen. Zu diesem Zeitpunkt spricht das Kind im Zweiwortsatz und beginnt, Eigenschaftswörter anzuwenden.

Zwei bis drei Monate weiter, wenn es den Drei-Wort-Satz beherrscht, beginnt es, Ringelreihemelodien tonlich richtig zu singen und den Grundschlag zu klatschen. Aus Plastilin können Kugeln und Walze geformt werden. Der Zeitpunkt ist gekommen, dem Kind einen dicken Flachpinsel anzubieten, um mit einer Wasserdeckfarbe nach eigener Wahl auf grundiertem Papier Punkte, Striche, Wellenlinien und sich andeutende Kreise zu malen. Allmählich nutzt das Kind je nach Interessenlage Musik, Malen oder Konstruieren als Mitteilungsmöglichkeit in der Wechselbeziehung zu anderen Erwachsenen und auch Kindern. Es kann sein, dass es seine Ausführungen zu bewerten beginnt, dass es sich von anderen unterscheiden möchte. Daher sollte viel Freiraum für musische Entfaltung gewährleistet werden.

Frühgeborene Kinder, die spät, vielleicht erst mit dem 2. Lebensjahr, das freie Laufen erlernen, leben in deutlicher Diskrepanz zwischen

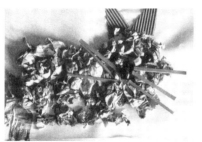 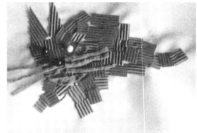

Reliefbilder von D. und Qu., einem Zwillingspaar aus der 31. SSW

Schon-Wollen und Noch-nicht-ausführen-Können in der Erforschung ihres Lebensraumes. Misserfolgserleben ist die Folge. Die frühe musische Förderung ist ein gutes Mittel, überbrücken zu helfen. In den vorangegangenen zwei Abbildungen sind Beispiele für eine musische Förderung zu sehen. Die Reliefbilder wurden von D. und Qu., einem Zwillingspaar aus der 31. SSW, gestaltet, nachdem eine Freundin ihnen ein selbst verfasstes Gedicht vorgetragen hatte. Getrennt und jeder ganz andächtig gestalteten sie etwas Eigenes für sich und die Freundin (Müller-Rieckmann 2012, Papke 2012).

Ist es altmodisch, ein Tagebuch zu schreiben?

Die frühkindliche Entwicklung in ihren Gefühlsprozessen und ihren erwachenden erkennenden Vollzügen überrascht durch die dem Kleinkind eigene Extravertiertheit. Die kleinkindliche Kommunikation findet also in einem unbefangenen, direkten Nach-außen-gewendet-Sein ihren Ausdruck und zielt auf Selbstbehauptung! Diese grundlegende Motivation steuert Erleben, Lernen und Verhalten.

Gut wäre es, wenn Eltern beginnen würden, über die Entwicklung ihres zu früh geborenen Kindes ein Tagebuch zu schreiben. Es wäre die wünschenswerteste Methode, die Mannigfaltigkeit des kindlichen spontanen Verhaltens in seinen wirklichen Eigenheiten erfassen zu können, um eine den Lebensumständen der Familie entsprechende kontinuierliche Ratgebung durch das Fachpersonal zu ermöglichen. Ganz sicher bereitet das spätere gemeinsame Lesen eines solchen Tagebuches auch Freude in der Familie. Tagebuchaufzeichnungen erlauben ein indirektes Beobachten ohne künstlichen Einfluss. Die Niederschrift erfolgt ohne Gruppierungen nach sachlichen Gesichtspunkten, zwar chronologisch, aber ohne striktes Zeitschema. Es entsteht so eine Beschreibung des individuellen Bildes der frühen Kindheit.

Notizen aus Tagebuchaufzeichnungen von D. M., einem Jungen aus der vollendeten 25. SSW

Wichtige Daten
- D. M. ist ein Junge aus der vollendeten 25. Schwangerschaftswoche
- 700 Gramm Geburtsgewicht
- 1. Kind, künstliche Befruchtung
- Kaiserschnitt wegen septischen Schocks der Mutter
- Entlassung nach vier Monaten Klinikaufenthalt
- Entlassungsgewicht 2 385 Gramm

Diagnosen des Kindes
- Atemnotsyndrom III. Grades
- retinopathia praematurorum Stadium I (Lasertherapie)
- mehrmals Infektionen (Antibiose erforderlich)

Psychosoziale Komplikationen
- Die schwerkranke Mutter (Sepsis) lehnt zunächst das Kind ab

5. Lebenstag von D. M.
Umfassendes Elterngespräch; von da ab tägliche Besuche bei der Mutter und stets Besuche des Kindes in Begleitung von Frau Dr. Müller-Rieckmann (auf Wunsch der Mutter)

10. Lebenstag
Gute Spontanmotorik

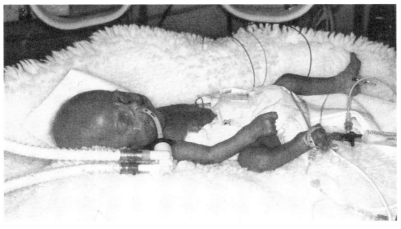

D. M. auf dem Lammfell

Ende des 1. Lebensmonats
- Kängururuhen im Natur-Lammfell bis zu zwei Stunden
- während dieser Zeit singt die Mutter kleine Kinderlieder
- Zarte Muskelentspannungsübungen am Kind lassen sich so gut durchführen, um die Zwischenrippenräume zu weiten

Ende 2./3. Lebensmonat
- Einführung der Hängemattenlagerung, um Symmetriestörungen vorzubeugen
- D. M. ist so in der Hängematte mit einer vom Vater gebauten Halterung gelagert, dass die charakteristischen Armbewegungen ausgeführt werden können, die Beugehaltung eigenaktiv aufgelöst oder eingenommen werden kann und in Folge dessen die Rippenzwischenräume gut belüftet werden.
- Saug-Schluck-Atem-Rhythmus-Übungen mit realer Nahrung
- Füttern von 1 ml Nahrung durch eigenaktives Trinken aus einem Sauger
- regelmäßig, kurzzeitig aufrechte Haltung

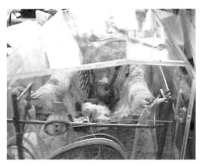 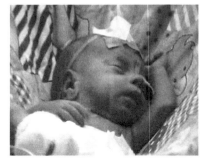
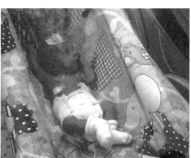 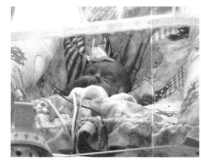

- Eine Überstreckung der Halswirbelsäule muss dabei unbedingt vermieden werden. Diese würde den gefürchteten Zungenvorstoß begünstigen.

3./4. Lebensmonat
- allmählich Steigerung der Trinkmenge
- mit Ende des 3. Lebensmonats kann die Sonde gezogen werden

- Ende des 4. Lebensmonats kann D. M. zu Weihnachten nach Hause entlassen werden.

Januar 2002
- mit 5 Monaten hat D. Möhren pur ohne Probleme mit guten Kau-Bewegungen erstmals gegessen
- Möhren pur angereichert mit etwas Banane
- Möhren pur angereichert mit etwas Pute, Sahne oder Seefisch (Empfehlung von Prof. Dr. med. Linderkamp)
- alles wird in fester Konsistenz, nicht zu fein verabreicht

Mitte Februar 2002
- abends als letzte Nahrung ein Hartweizengrieß-Brei und ein wenig frisch gepressten Orangensaft
- Ballübungen mit Bällen und Billardkugeln an Händen und Füßen (Finger, Zehen spreizen)
- Gemüse-Pute-Kartoffeln
- frisches Obst (1/4 Apfel gerieben)

März 2002
- das Gewicht ist jetzt 3590 g
- D. lächelt bei Ansprache und hält Blickkontakt
- in beiden Händen werden Klanghölzchen gehalten

Mitte April
- 4290 g Gewicht
- D. trinkt aus einer kleinen Kinderporzellantasse
- im 8. Lebensmonat hat D. einen Entwicklungsstand:
  – Spielverhalten wie 5. Entwicklungsmonat
  – Selbstständigkeit (Feinmotorik) wie 6. Entwicklungsmonat
  – Sprache wie 5. Entwicklungsmonat

- Sozialverhalten
  - (emotionale Entwicklung) wie 7. Entwicklungsmonat
  - Grobmotorik (Fortbewegung) wie 1. Entwicklungsmonat (Alterskorrektur von 4 Monaten beachten)
- Osteopathie wird begonnen, ist sanfter und ganzheitlicher als klassische Physiotherapie
- rund geschälte Birne in beide Hände geben
- Löffel im rechten Winkel biegen und mithalten lassen
- Laufgitter anbieten und aus der Seitlage in die Stäbe fassen lassen

Mai 2002
- Trommel und Schlegel anbieten
- Suchespiele
- 3 Steine vorbauen zum Turm und umwerfen lassen
- Muskelaufbautraining mit Billardkugeln und kleinen Hanteln
- Anträge für eine Mutter- und Kind-Kur vorbereiten

Juli 2002
- D. lässt sich nicht vom Vater füttern
- Ablösung von der Mutter üben – gelingt gut in der Wassertherapie
- Kontrolle beim Augenarzt: regelrechte Entwicklung
- das Lebensalter von D. M. ist jetzt 11 Monate
- das korrigierte Alter 7 Monate
- D. ist in der Lage zielsicher zu greifen und in jeder Hand einen Gegenstand zu halten
- der Löffel wird mitgehalten; Versuche den Löffel eigenständig zu halten
- D. sucht Kontakt zu Erwachsenen, er unterscheidet vertraute und fremde Personen

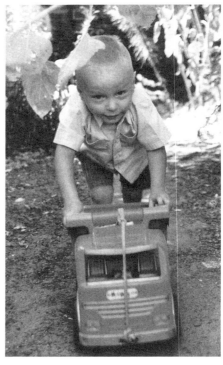

D. M. mit 3 Jahren – ein Kindergartenkind

- ausgeprägte Lallmonologe sind zu hören
- D. zieht sich aus der Rückenlage hoch, noch kein Rollen
- Fortsetzung der Wassertherapie, Krafttraining mittels kleiner Hanteln

Um dem Pflegepersonal und den Eltern für zu Beobachtendes und zu Beschreibendes orientierende Hilfe zu geben, sollen nachfolgende Entwicklungsübersichten und ein Beobachtungsbogen helfen, die Entwicklung indikationsgerecht zu begleiten.

> Als D. zwei Jahre alt wird, hat er ein Entwicklungsalter von etwa 18 Monaten. Für ihn beginnt nun die Kindergartenzeit. Im Herbst 2010, mit 8 Jahren, wird D. in eine Diagnose-Förderklasse (DFK) an einer normalen Grundschule eingeschult. Das Versetzungszeugnis im Sommer 2012 in die dritte Klasse fällt gut aus. Z. B. in Deutsch und Musik eine 1, in Mathematik eine 3. D. hat viele Freunde. Leicht ermüdbar ist er noch immer. Der Vater hält im Frühherbst 2010 auf einem Symposion zur Neonatologischen Intensivmedizin in R. einen Vortrag. In den Mittelpunkt stellt er, dass zwischen Eltern und betreuendem klinischen Personal leicht Missverständnisse entstehen können. Eine gute Verständigung ist notwendig, die am besten erreicht werden kann, wenn etwas gemeinsam ausgeführt und im nächsten Schritt von Eltern allein verantwortlich umgesetzt wird z. B. einen Lagewechsel des Kindes im Inkubator vornehmen, die Reaktion des Kindes beobachten und die Richtigkeit der Handlung einschätzen lernen. Auszug aus dem Vortrag: „Für die Eltern ist die zu frühe Geburt, besonders, wenn es das erste Kind ist, die absolute Ausnahmesituation. Das bedeutet, dass die Eltern auf keinerlei Erfahrungswerte zurückgreifen können und voll auf die Betreuung und Begleitung des Fachpersonals angewiesen sind. Bitte, neonatologisches Team, seien Sie sich dieser Verantwortung bewusst. Die Eltern würden gern etwas tun, wissen aber nicht, was. Erklären Sie den Eltern, was Sie bezwecken. Mein Sohn bekam zum Trinken einen sehr harten Sauger, was ich als erschwerend für ihn fand. Aber die Begründung lautete, dass somit ein frühes Mund- und Zungenmuskeltraining als Voraussetzung für gute Sprache und damit für Kommunikation gegeben sei. Oder in Gesprächen mit Frau Müller-Rieckmann überlegten wir gemeinsam, wie wir bessere Bewegungsfreiheit und Rückenlageentlastung für D. gestalten könnten. Eine breite Hängematte??!! Ich war skeptisch, trotz dessen baute ich eine Vorrichtung. Als mein Sohn in der Hängematte lag, seine Mittellage mit spontanen Bewegungen der Arme und Beine einhalten konnte, die

Hängematte in seinem Rhythmus schaukelte, gingen Herz- und Atemfrequenz runter in den Normbereich und er machte einen ruhigeren Eindruck. – Alle Beteiligten hatten nur ein Ziel, die bestmögliche interdisziplinäre Betreuung für das extrem unreife zu früh geborene Kind zu erreichen."

I. R., Vater von D. M.

Entwicklungsübersichten

Vorgeburtliche Entwicklung und angeborene Fähigkeiten

Zu beachten ist, dass die emotionale Sensibilität, die Temperamentsbesonderheiten und die Sinnessysteme *mit Ausnahme* des visuellen Systems stärker *pränatal* angebahnt werden. Das visuelle System entwickelt sich stärker *postnatal*.

Sinnessystem	Sich entwickelnde Fähigkeiten	Endprodukte der Reizwirkungen	Erste angeborene Hauptfähigkeiten
taktiles System (Tasten), Haut, beginnende Entwicklung mit ca. 8. SSW	Trinken von Fruchtwasser, Saugen (Essen)	Spezialisierung auf jeder Seite des Körpers und des Gehirns	Körperkontakte (Stillen/Saugen, Suchen/Finden)
auditives System (Hören), ab ca. 24. SSW ausgereift	akustische Wahrnehmung, Schreien	Ohr-Kopf-Koordination, Sprachverständnis, Sprechvermögen, Sprache	Babysprache (Beunruhigung/Beruhigung, Weinen/Trost)
vestibuläres System (Gleichgewicht), ab ca. 16. SSW ausgereift	Augenbewegungen, Haltungen, Gleichgewicht, Muskeltonus, Schwerkrafterleben, Sicherheit, Funktion der Atemmuskulatur	Konzentrationsfähigkeit, Organisationsfähigkeit, Selbsteinschätzung, Selbstkontrolle, Selbstvertrauen, direktes Lernvermögen, Denken auf verschiedenen Niveaustufen, Hand-Hand-Koordination	vorgeburtliches Greifen, Dialoge von Gesicht zu Gesicht (unsicher/sicher, Gebundensein, An- und Abwesenheit)
propriozeptives System (Muskeln und Gelenke), bis 28.–30. SSW voll entfaltet			Spontanmotorik
visuelles System (Sehen), entwickelt sich nach der Geburt vollständig, bei unreifen Frühgeborenen rascher	visuelle Wahrnehmung	Auge-Hand-Koordination, Auge-Kopf-Koordination, Hand-Hand-Koordination	Spielerische Interaktionen (Blickkontakte, Augengruß)

Nachgeburtliche Entwicklung im ersten Lebenshalbjahr

Spielverhalten (Feinmotorik)	Selbstständigkeit	Sprache
Ungesteuertes Berühren von sich selbst und von Gegenständen der unmittelbaren Umgebung	Stillen, Saugen	Unkontrolliertes Lächeln
Hände in die Mittellage bringen	Nächtliches Durchschlafen	Schreien bei Hunger/ Schmerz
Mit den Augen der Mittellinie folgen	Feste Nahrung vom Löffel essen	Ausstoßen von Lauten bei engem Kontakt mit anderen Personen
Zielsicher greifen	Aufrechte Haltung beim Füttern	Lächeln
Mit Gegenständen hantieren	Feste Schlaf- und Wachzeiten (auch Nickerchen)	Fixieren von Licht, später von Gegenständen
Mit den Augen über die Mittellinie hinaus folgen		Verfolgen mit den Augen
Hände zusammenführen		Hinwenden in Richtung von Geräuschen
Fallendem nachschauen		Unterscheidung von fremden und bekannten Stimmen
		Ausdrucksvolles Mienenspiel
		Ausgeprägte Lallmonologe

Sozialverhalten	Fortbewegung (Grobmotorik)	Emotionale Entwicklung
Reagieren mit Erregung und Entspannung	Kopf heben aus der Bauchlage	Angeborene Gefühlsfähigkeiten: angenehm – unangenehm
Reagieren auf vertraute Personen mit Jauchzen, Krähen und Entgegenstreben	Köpfchen in die Mittellinie bringen	Erste Reaktionen mit Gefühlen des Erfolges und Misserfolges
Gieriges Reagieren auf die Mahlzeiten	Halbseitiges Rollen vom Bauch	
	Halbseitiges Rollen vom Rücken	
	Seitliches Rollen vom Bauch auf den Rücken	
	Seitliches Rollen vom Rücken auf den Bauch	
	Rollen vom Bauch auf den Rücken und umgekehrt	
	Hochziehen aus der Rückenlage bei Unterstützung	

Entwicklung im zweiten Lebenshalbjahr

Spielverhalten (Feinmotorik)	Selbstständigkeit	Sprache
In jeder Hand kann ein Gegenstand gehalten werden	Mithalten eines Löffels beim Füttern	Fremdlaute, Silben werden nachgeahmt
Aneinanderklopfen von Gegenständen	Halten eines Kekses und abbeißen	Ausrufe von Erwachsenen werden versucht zu wiederholen
Verdeckte Gegenstände werden gesucht	Aus der vorgehaltenen Tasse trinken	Mit suchenden Blicken bekannte Personen oder Gegenstände entdecken
Nachahmen von Bewegungen mit Gegenständen	Mit Unterstützung werden Mahlzeiten am Tisch im Kreis der Familie eingenommen	Reaktionen auf die Frage „wo ist"
Für kurze Zeit Beteiligung an einer Beschäftigung mit Erwachsenen	Allmählich wird der Löffel kurzzeitig selbstständig gehalten und zum Mund geführt	Silben werden nachgesprochen
Gegenstände werden von einer Hand in die andere genommen		Rufen von Erwachsenen mit bestimmten Lauten
Greifen nach einer kleinen Kugel (Rosine, Brotkrümel)		
Gegenstände werden am Band nach sich gezogen		
Deckel eines Kästchens wird auf- und zugemacht		
Ein vorgebauter Turm wird versucht zu berühren, wird dabei umgeworfen		

Sozialverhalten	Fortbewegung (Grobmotorik)	Emotionale Entwicklung
Zappeln, Zupfen an Erwachsenen	Kriechversuche	Deutliche Reaktionen mit Gefühlen des Erfolges und Misserfolges
Kontaktsuche zu Erwachsenen durch lange Blicke	Ziehen an Stäben des Kinderbettes	Erste Gefühlsbeweisungen
Unterscheidung von vertrauten und fremden Personen	Vierfüßlerstand	Austausch von Gefühlen zwischen Kind und Erwachsenen
Reaktionen bei Aufruf des eigenen Namens	Versuche zum Aufsetzen	
Bemühen um ein kleines gemeinsames Spiel (z. B. mit Ball)	Versuche, sich hochzuziehen	
Umarmen, Anschmiegen	Wenn das Hochziehen gelungen ist, festhalten und langes Stehen	
Reaktion auf Gebote und Verbote	Versuche, an Gegenständen durch Festhalten mit seitlichen Schritten entlang zu gehen	
	Kurze Zeit gelingt freies Stehen	

Entwicklung im dritten Lebenshalbjahr

Spielverhalten (Feinmotorik)	Selbstständigkeit	Sprache
Ein Hohlwürfel wird ausgeräumt	Selbstständiges Halten des Löffels und kurzzeitig selbstständiges Brei-Essen	1 – 2 Worte werden gesprochen
Versteckspiele	Bei An- und Ausziehen entsprechende Bewegungen nach Ansprache ausführen	Reaktion auf „wo ist" mit Zeigen
Abheben von Scheiben einer Ringpyramide	Das Kind zeigt, wenn es etwas haben möchte	Bringen von Gegenständen nach Aufforderung
Versuche, 2 – 3 Bausteine aufeinander zu setzen	Wiedererkennen seiner Kleidung	Nachsprechen von Silben, Ausrufen von mehr als 1 – 2 Worten
Schlagen auf eine Trommel		Allmähliche Erweiterung des Wortschatzes
Fingerspiele		Vertraute Abbilder werden auf „wo ist" gezeigt
Ungeordnetes Einräumen eines Holzwürfels		Aufheben von Gegenständen nach Aufforderung
Allmählich (nach Vorbauen) Bauen eines Turmes mit gleich großen Holzbausteinen		

Sozialverhalten	Fortbewegung (Grobmotorik)	Musische Fähigkeiten
Kränkungen werden gezeigt	Das Kind beginnt, Schritte vorwärts zu versuchen (mit Festhalten)	Lallen auf Vorsingen
Vertrauten Personen entgegenstreben	Beginnt, frei zu gehen	Beginnt, mit einem dicken Stift auf Papier zu kritzeln
Vertieft in ein eigenes Spiel neben anderen Kindern spielen	Versucht, sich zu bücken	Beteiligung an kleinen Kreisspielen
Zeigt anderen Kindern Gefühle	Versucht, sich auf Zehenspitzen zu stellen	Versucht, Worte zu singen
	Versucht, aufwärts zu klettern	Hopsen, klatschen bei Musik
	Versucht, Treppe zu steigen im Nachstellschritt an der Hand eines Erwachsenen	Papier in Streifen reißen
	Trägt beim Gehen einen Gegenstand	

Entwicklung im vierten Lebenshalbjahr

Spielverhalten (Feinmotorik)	Selbstständigkeit	Sprache
Sortieren nach Größen	Das Kind sitzt kurze Zeit ruhig, selbstständig am Tisch	Versteht Aufträge und führt sie aus
Sortieren gleichartiger Gegenstände in 2 Farben	Beginnt, sich alleine auszuziehen	Versteht die Frage „was ist das"
Einfache Handlungen beim Spiel mit Puppen werden ausgeführt	Beginnt, sich alleine zu waschen, abzutrocknen, Nase zu putzen	Versteht die Frage „wer ist das"
Turm bauen nach Aufforderung	Versucht, im Haushalt zu helfen	Wortschatz reicht aus, Gegenstände des Alltags zu benennen
Formen in ein Formbrett einpassen	Beginnt, sich zu melden, wenn es zur Toilette muss	Fragt „ist das…"
Eine Brücke kann gebaut werden		Spricht im Zweiwortsatz
		Wendet erste Eigenschaftswörter (heiß, oben, unten) an
		Nennt seinen eigenen Namen

Sozialverhalten	Fortbewegung (Grobmotorik)	Musische Fähigkeiten
Mitmachen bei Beschäftigungen	Aufklettern	Einzelne Worte werden gesungen
Unterscheidung von eigenem Besitz	Treppensteigen im Nachstellschritt mit Festhalten	Kreisspiele und ungenaues Singen von Ringelreihemelodien
Anwendung von „mein"	Sicheres Gehen und Wechseln der Richtung	Kritzeln mit Farbstiften
Gemeinsames Spiel mit anderen Kindern und gemeinsames Spielzeug	Ballwerfen	Kreise beim Kritzeln deuten sich an
Anwendung seines Namens	Springen mit beiden Beinen	Knetmasse wird gedrückt
Benutzung von Höflichkeitsformen	Treppensteigen im Nachstelschritt ohne Festhalten	Zielgerichtet werden Linien, Striche, Wellen gezeichnet
		Kleine Liedabschnitte werden allmählich gesungen

Entwicklung im fünften und sechsten Lebenshalbjahr

Spielverhalten (Feinmotorik)	Selbstständigkeit	Sprache
Sortieren von 3–4 Größen	Zähneputzen wird gelernt	Mengenbegriffe wie „viel", „wenig" werden verstanden
Zuordnen nach 3–6 verschiedenen Farben	Auf- und Zuknöpfen wird gelernt	Tätigkeiten werden benannt
Unter Anleitung werden Farb-Memories gespielt	Ausziehen gelingt selbstständig	Der Dreiwortsatz wird beherrscht
Ringpyramiden werden nach Farben und Größen aufgesteckt	Mit Hilfe wird zur Toilette gegangen	Artikel „der", „die", „das" werden angewendet
Puppenspiele werden in Handlungskomplexen gespielt	Das Kind hilft beim Tischdecken	Fragen mit „wo", „wer", „was" werden gestellt
Landschaften werden gebaut		Bezeichnungen der Grundformen sind bekannt und werden teils auch schon verwendet
Rollenspiele werden begonnen		Fragen mit „wann", „wie", „warum" werden beantwortet
		Grammatikalisch richtige Sätze werden gesprochen

Sozialverhalten	Fortbewegung (Grobmotorik)	Musische Fähigkeiten
Begrüßungsformen werden angewendet	Zuspiele mit Bällen	Flachpinsel werden benutzt
Das Kind bezeichnet sich mit „ich"	Schnelles Laufen	Kugel und Walze werden geformt aus Knete und Ton
Bewertung von Verhaltensweisen anderer	Treppensteigen im Wechselschritt mit Festhalten	Ästhetische Gefühle werden geäußert
Bewertung des eigenen Verhaltens	Vorwärts hüpfen	Tonlich richtiges Singen von Ringelreihemelodien
Selbstständige, gemeinsame Spiele mit anderen Kindern	Klimmzüge machen	Klatschen des Grundschlages
Knüpfen vertrauter Beziehungen zu einem größer werdenden Kreis von Erwachsenen		Kreise werden zu malen begonnen
Aufstellung von Spielregeln		Faltversuche mit Papier und Taschentüchern

Der Beobachtungsbogen

Der Beobachtungsbogen besteht aus einer Serie von Fragen zur Entwicklung des Frühgeborenen, die über einen längeren Zeitraum hinweg stichpunktartig beantwortet werden. Es ist *kein Test*, der immer wieder durchzuchecken wäre, es gibt auch keine genormte „Lösung", kein „richtig" oder „zu spät". Es geht vielmehr darum, dass dieser Fragenkatalog eine sehr feine Entwicklungs-Verlaufsbeobachtung eines frühgeborenen Kindes ermöglicht und zur Dokumentation anregt. Beobachtet wird die individuell verschiedene emotionale, integrativ-kognitive und motorische Entwicklung. Entwicklungsschwankungen und -ungleichheiten sind dabei ganz selbstverständlich. Sie zu erfahren und zu dokumentieren ist notwendig. Nicht die Leistungs*lücke*, sondern das sich bereits zeigende Leistungs*vermögen* bietet die Möglichkeit, dem frühgeborenen Kind im Rahmen seines Alltagslebens neue Anregungen zur Aktivierung anzubieten.

Der Beobachtungsbogen wird im Allgemeinen folgendermaßen benutzt:
Der vollständige Fragenkatalog wird vom Entwicklungspsychologen bei der ersten Visite auf der Frühgeborenenstation der Stationsschwester übergeben. Das Pflegepersonal hat in der Regel wenig Zeit, gemachte Beobachtungen aufzuschreiben. Wichtige Informationen würden verloren gehen, wenn nicht wenigstens eine kurze Notiz im Beobachtungsbogen auf Entwicklungsmerkmale hinweisen würde.

Der Beobachtungsbogen (oder auch ein erster Teil davon) wird am Fußende des Inkubators befestigt, sodass jederzeit die angeleiteten Schwestern eine Eintragung vornehmen können. In den ersten Wochen nach der Geburt werden es vor allem die Kinderkrankenschwestern sein, die über das Verhalten des Kindes mitteilen.

Je nach Dauer des Aufenthaltes in der Kinderklinik wird der Bogen erweitert, werden also weitere Abschnitte mit Fragen angehängt/ausgelegt. Auch die Eltern und Ärzte können Beobachtungen eintragen.

Bei der Entlassung aus der Kinderklinik erhalten die Eltern die restlichen Teile des Beobachtungsbogens ausgehändigt. Die Fragen werden mit ihnen durchgesprochen. Zu den ambulanten Terminen in der Klinik oder beim Kinderarzt wird der Beobachtungsbogen dann mitgebracht.

Das Ausfüllen des Bogens kann von allen an der Pflege und Betreuung des Kindes beteiligten Personen vorgenommen werden. Ergänzungen können als Anhang frei formuliert werden. Wurde einmal ein „nein" eingetragen, das später nicht mehr zutrifft, so korrigiert man, streicht man zum gegebenen Zeitpunkt. Bis etwa zum 36. Lebensmonat sollten allmählich alle Fragen beantwortet sein. Immer wieder haben Eltern bestätigt, dass sie auf diese Weise lernen konnten, was sich alles in einem Entwicklungsprozess vollzieht und welche Schritte sich zeigen werden. Sie lernen wertzuschätzen, wie das Kind gedeiht, und nicht zu subjektiv zu reagieren.

Beobachtungsbogen zur differenzierten Erfassung von Entwicklungsmerkmalen von Frühgeborenen

Name:

Geboren:

Diagnose:

Fragen	Zeitpunkt der Beobachtung ▼ Welches Lebensalter hat das Kind? LT = Lebenstag, LM = Lebensmonat
Wie lange schläft das Kind? Öffnet es die Augen?	
Zeigt das Kind Zufriedenheit, wenn es wach ist? Zeigt es diese Zufriedenheit besonders in der aufrechten (vertikalen) Haltung?	
Erhält/Erhielt das Kind eine rhythmische Sondenernährung?	
Wurde das Kind über den Perfusor mit Dauerfluss der Nahrung ernährt?	
Wie lange währte diese Art der Ernährung?	
Wird/Wurde das Kind gestillt?	

Fragen	Zeitpunkt der Beobachtung ▼ Welches Lebensalter hat das Kind? LT = Lebenstag, LM = Lebensmonat

Sucht das Kind die Brustwarze, den Sauger oder eine Berührungsstelle?

Zeigen sich mit Beginn des Saugens Greifbewegungen an den Händen?

Kommt es vor dem Saugen zu greifenden Bewegungen?

Schließt das Kind den Mund?

Saugt das Kind kräftig?

Saugt es mit Ausdauer?

Schluckt das Kind?

Saugt das Kind nach mechanischer Mundstimulation besser?

Werden Überempfindlichkeiten im Mundraum beobachtet?

Kommt es während des Saugens zum Faustschluss?

Wird zum Ende der Mahlzeit die Faust schwächer?

Können Saugen und Greifen parallel aktiviert werden?

Gelingt dann das Trinken der Nahrung?

Werden passiv gebotene Greiflinge umklammert?

Werden umklammerte Greiflinge kurzzeitig festgehalten?

Reagiert das Kind auf Hell und Dunkel?

Fragen	Zeitpunkt der Beobachtung ▼ Welches Lebensalter hat das Kind? LT = Lebenstag, LM = Lebensmonat

Hat das Kind einen Grund, wenn es schreit?

Zu welchen Zeiten oder Situationen schreit es?

Ist ein Zusammenhang zu Schmerzen zu vermuten?

Ist ein Zusammenhang zu Hunger zu vermuten?

Lächelt das Kind ungezielt?

Beruhigt sich das Kind, wenn es aufgenommen wird?

Wie reagierte das Kind beim ersten Besuch der Mutter?

Wie bei späteren Besuchen?

Wie verhielt sich das Kind in den ersten Tagen nach der Klinikentlassung?

Ist das Kind durch Ansprechen zu beruhigen?

Ist es durch akustische Signale anzuregen?

Gibt es beim Berühren Laute von sich?

Wie ist die Art und Weise des Schreiens?

Bleibt die gemessene Körpertemperatur beim Kängururuhen konstant?

Wird das Kind außerhalb des Inkubators unruhig?

Fragen	Zeitpunkt der Beobachtung ▼ Welches Lebensalter hat das Kind? LT = Lebenstag, LM = Lebensmonat
Hat das Frühgeborene einen 2–3-Stunden-Rhythmus von aktiven Phasen und Ruhe?	
Ist der Atemrhythmus regelmäßig?	
Fingert es an seinen eigenen Fingern?	
Betrachtet das Kind seine eigene Hand?	
Schläft es nachts durch?	
Reagiert es auf unterschiedliche Geschmacksrichtungen?	
Lallt es ausgeprägt?	
Kommen lustbetontes und unlustbetontes Erleben in Mimik und Gestik zum Ausdruck?	
Verfolgt es Sich-Bewegendes?	
Folgt es einem sich bewegenden, rasselnden Ring horizontal?	
Folgt es einem sich bewegenden, rasselnden Ring vertikal?	
Folgt es einem sich bewegenden, rasselnden Ring im Kreis?	
Liegt das Köpfchen allmählich in der Mittellage?	
Lächelt es die Mutter an? Oder vertraute Personen?	

Fragen	Zeitpunkt der Beobachtung ▼ Welches Lebensalter hat das Kind? LT = Lebenstag, LM = Lebensmonat

Zeigt es Freude beim Erblicken von Gegenständen, z. B. des Fläschchens?

Wie hören sich die ersten Laute an?

Erscheint das Kind schreckhaft?

Steckt das Kind Finger und Fäuste in den Mund?

Stützt es sich auf die Unterarme in der Bauchlage?

Badet das Kind gern?

Hebt das Kind seinen Kopf aus der Bauchlage?

Reagiert es während des Wachseins auf eine leise Klangquelle?

Reagiert es auf Sprache?

Macht das Kind erwartungsvolle Bewegungen, wenn es aufgenommen werden will?

Folgt es mit den Augen einem sich bewegenden Licht?

Reagiert das Kind auf Schwarz-weiß-Kontraste einer sich bewegenden, 8 x 8 cm großen Tafel aus 50 cm Entfernung?

Greift es zielsicher z. B. an die Spielstange?

Nimmt es Spielmittel von einer Hand in die andere?

Fixiert es Lichtquellen?

Fragen	Zeitpunkt der Beobachtung ▼ Welches Lebensalter hat das Kind? LT = Lebenstag, LM = Lebensmonat

Wird es beim Füttern auf dem Schoß gehalten (gestützte Sitzhaltung)?

Kann das Kind in der Babywippe gelagert werden?

Akzeptiert es einen Metall-Löffel?

Wird es geschäftig beim Erwachen?

Klopft es Gegenstände aneinander?

Versucht es, einen Löffel zu halten?

Versucht es, einen Keks zu halten?

Versucht es, Nahrung zum Mund zu führen?

Beginnt es, mit einem Hohlwürfel zu hantieren?

Beginnt es, mit quadratischen Holzwürfeln zu agieren?

Zieht es ein rotes Tuch von seinem Köpfchen?

Zieht es ein Tuch von versteckten Gegenständen?

Lächelt es sich im Spiegel an?

Lutscht es am Daumen?

Lutscht es in anderer Form?

Isst es gröberen Gemüsebrei?

Rollt es einen Ball, den es mit seinen Händen bewältigen kann, zu einer anderen Person hin?

Fragen	Zeitpunkt der Beobachtung ▼ Welches Lebensalter hat das Kind? LT = Lebenstag, LM = Lebensmonat

Beginnt es, Säfte aus der vorgehaltenen Tasse zu trinken?

Macht das Kind den Pinzettengriff?

Schaut es Herabfallendem nach?

Rollt es sich vom Bauch halbseitlich?

Rollt es sich vom Rücken halbseitlich?

Gelingt das mit Hilfe?

Zieht es sich mit Unterstützung aus der Rückenlage hoch?

Beginnt es, sich im Raum gezielt fortzubewegen (Kriechversuche)?

Langt es nach seinen Füßen (evtl. auch mit Hilfe)?

Beginnt das Kind, Bewegungen nachzuahmen?

Beißt es vom Brot ab?

Kaut es gut?

Zieht es sich von Fremden zurück?

Reagiert es auf Anruf mit seinem Namen?

Beginnt es zu klatschen?

Kann es in beiden Händen gleichzeitig etwas halten?

Macht das Kind „winke, winke"?

Beteiligt es sich für kurze Zeit konzentriert an einem Spiel mit Erwachsenen?

Fragen	Zeitpunkt der Beobachtung ▼ Welches Lebensalter hat das Kind? LT = Lebenstag, LM = Lebensmonat

Gibt es bei Aufforderung einen Gegenstand ab?

Oder bemüht sich das Kind um eine solche Handlung, kann diese nur nicht ausführen?

Reagiert das Kind auf Gebote und Verbote des Alltags?

Kann es Krümel zum Mund führen?

Benutzt es isoliert Daumen und Zeigefinger zum Scherengriff?

Versucht es, einen Hohlwürfel auszuräumen?

Kann es den Deckel eines Kästchens auf- und zumachen?

Versucht es, sich selbstständig aufzusetzen?

Umfasst es einen Würfel, der in die Hand gegeben wird?

Umfasst es einen ganzen, ungeschälten Apfel mit beiden Händen und isst diesen?
Lässt es einen Würfel für einen zweiten fallen?

Nimmt es einen Würfel vom Tisch?

Versucht es, sich hochzuziehen?

Versucht es, sich an Gegenständen festhaltend, erste Schritte zu machen?

Fragen	Zeitpunkt der Beobachtung ▼ Welches Lebensalter hat das Kind? LT = Lebenstag, LM = Lebensmonat

Steht das Kind frei?

Trinkt es allmählich selbstständig aus der Tasse?

Sitzt es mit Unterstützung am Tisch (z. B. Kinderstuhl)?

Isst es selbstständig Brei?

Reagiert es beim An- und Ausziehen mit entsprechenden Bewegungen?

Beteiligt es sich an kleinen Versteckspielen?

Beginnt es, frei zu gehen?

Reagiert es auf die Frage „wo ist"?

Versucht es, Silben nachzusprechen?

Versucht es, sich auf die Zehenspitzen zu stellen?

Bückt sich das Kind?

Will es sich hinhocken?

Schüttelt es ein Kästchen mit 2 Würfeln und anderem Spielzeug?

Räumt es mit Hilfe einen Hohlwürfel ein?

Malt es Kreise mit einem Flachpinsel?

Nimmt es nach Vormachen die Scheiben einer Ringpyramide ab?

Fragen	Zeitpunkt der Beobachtung ▼ Welches Lebensalter hat das Kind? LT = Lebenstag, LM = Lebensmonat

Versucht es, nach Vormachen einen Turm mit ein bis drei Steinen nachzubauen? Verzichtet es auf das Nachmachen und nimmt eine selbsttätige Handlung auf?

Zeigt es ein bestimmtes Lerninteresse?

Sucht und bringt das Kind nach Aufforderung Gebrauchsgegenstände des Alltags?

Kann es zweckvoll denken?

Versucht es, Silben und Dingworte nachzusprechen?

Malt es Mitteilungen?

Pustet es eine Kerze aus?

Pustet es einen Luftballon weg?

Pustet es auf eine Windmühle?

Beginnt es, tonlich richtig zu singen?

Zeigt es unterschiedliches Verhalten bei verschiedenen Tönen?

Zeigt es wertende Reaktionen auf Lautstärke und harmonische Musik?

Äußert es beim Tanzen ästhetische Gefühle entäußert?

Drückt und streichelt das Kind eine Puppe oder einen Teddy?

Fragen	Zeitpunkt der Beobachtung ▼ Welches Lebensalter hat das Kind? LT = Lebenstag, LM = Lebensmonat
Verwendet es „Ich"?	
Kann es Kränkungen zeigen?	
Gibt es bestimmte Abneigungen?	
Wirkt es unruhig, zappelig?	
Hat es Nachtgewohnheiten?	
Hat es besonders auffällige Wut-/Trotzreaktionen?	
Wirkt es ausdauernd, bedacht?	
Erfindet es Spielregeln? Will es diese durchsetzen?	
Isst es gern?	
Wurden Hautpflegeprobleme beobachtet?	
Kann das Kind folgsam sein?	
Ist die Grundstimmung des Kindes ausgeglichen, freudig?	

Entwicklungshabilitation für Frühgeborene

Die vorausgegangenen und nachfolgenden Kapitel zeigen, wie vielschichtig und komplex sich die Hauptsorge für Frühgeborene gestaltet. Kinder aus der vollendeten 24. SSW beispielsweise bleiben nach der Geburt 6–8 Monate in der Obhut der Intensivmediziner. Internationale neonatologische intensivmedizinische Standards haben Priorität, um die Überlebenschancen so qualitätsvoll wie möglich zu gewährleisten und den Körper optimal unter der Regie des Zentralen Nervensystems reifen zu lassen. Dann kann die Entwicklung sich vollziehen. Das verstehen die Eltern, aber sie fragen, wie geschieht das, was vollzieht sich? Diese Frage ist nicht mit knappen Sätzen zu beantworten. Gene in ihren Verknüpfungen in der jeweiligen Lebensphase (hier Unreife des Körpers durch zu frühe Geburt) verbunden mit fortschreitender Lösung des Kindes aus der Unselbstständigkeit und den Abhängigkeiten vom Erwachsenen zeigen allmählich konstante Verhaltensweisen, die den Entwicklungsverlauf erklären.

L.G. ist ein extrem unreif geborener Junge aus der vollendeten 24. SSW mit einem Geburtsgewicht von 700 Gramm. Er wurde spontan zu früh geboren. Die Mutter litt an einer schweren Infektion der Placenta.
Die wichtigsten Diagnosen bestanden u.a. in:

- Atemnotsyndrom mit respiratorischem Versagen
- bronchopulmonale Dysplasie
- Sepsis in der 3. Lebenswoche
- höhergradige Frühgeborenennetzhauterkrankung (rechtes Auge Stadium II, linkes Auge Stadium III mit Blutungen)

Im Lebensalter von 2 Monaten erfolgte die Diodenlasertherapie an beiden Augen. Mit einem Lebensalter von vier Monaten wurde L. aus der stationären Behandlung entlassen. Sein Gewicht betrug 2930 Gramm. Versorgt mit entsprechenden medizinischen Therapien, Heimmonitor und den indikationsgerechten Empfehlungen für den Hauskinderarzt, einem Intensiv-Pflegedienst, der physiotherapeutischen Praxis und der Frühförderstelle begann das Alltagsleben für die Familie zu Hause. Eine

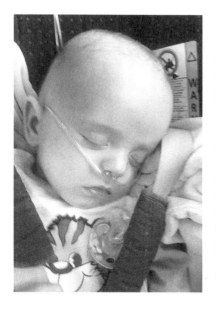
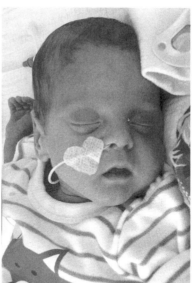

erste augenärztliche Kontrolle erfolgte nach vier Wochen ambulant. Zu diesem Zeitpunkt erfolgte auch die Vorstellung in der Frühgeborenennachsorgeambulanz.

Anfang September 2012 hat L. ein Lebensalter von 32 Monaten erreicht, das entspricht einem korrigierten Alter von 28 Monaten. Anhand des Beobachtungsbogens und der Entwicklungsübersichten wird das Entwicklungsalter (EA) ermittelt: Was kann L.?

- Spielverhalten, Feinmotorik:
  - Hohlwürfel wird mit Hilfe geordnet, Formen werden in ein Formenbrett eingepasst, Farben werden begonnen zu sortieren, EA 24 Monate
- Selbstständigkeitsverhalten:
  - zieht sich größtenteils alleine an und aus, tritt sicher und freundlich auf, versucht im Haushalt zu helfen, beginnt sich zu melden, wenn er zur Toilette muss, EA 24 Monate
- Sprachverhalten:
  - zeigen auf "Wo ist?", bringt die richtigen Gegenstände nach Aufforderung, spricht einzelne Laute und Worte, führt Aufträge aus, versteht die Frage "Was ist das?", EA 18 Monate
  - L. hat als Resultat eines Pflegefehlers einen sehr schlechten Mundschluss

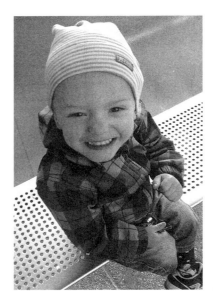

L.G. ist 30 Monate alt

- Sozialverhalten:
  - L. strebt vertrauten Personen entgegen, zeigt Kränkungen, macht bei Beschäftigungen ausdauernd mit, sucht seine Spielpartner aus, spielt gemeinsam mit anderen Kindern, EA 24 Monate
- Fortbewegung, Grobmotorik:
  - L. geht sicher, wechselt die Richtungen, geht auf Schrägen auf und ab, klettert, steigt Treppen mit Festhalten, wendet den Nachstellschritt an, Ballwerfen wird zum Spiel, EA 24 Monate
- Musische Entwicklung:
  - hier liegen hauptsächlich Selbsttätigkeiten zum Malen vor, L. beginnt mit Knete zu rollen, er kritzelt mit verschiedenen Buntstiften mit rechter und linker Hand, beginnt zielgerichtet auf einem Blatt Papier zu malen, malt einen Kreis, EA 24 Monate
  - musikalisches Verhalten zeigt sich durch Hopsen und Klatschen nach Musik, Beteiligung an Kreisspielen, EA 18 Monate (Müller-Rieckmann 2012, Ruickoldt 2012)

Bedacht werden muss, dass nicht in Zahlen ausdrückbar ist, welche möglichen Entwicklungsverzögerungen der lange Klinikaufenthalt des zunächst schwer kranken Kindes mit Sauerstofftherapie, Sedierungsphase, Antibiosen und Lasertherapien mit sich bringt. So gesehen ist das Verhältnis von korrigiertem Alter (28 Monate) und erreichtem

Entwicklungsalter (etwa 24 Monate) ein ermutigender, wundervoller, sich stetig vollziehender Entwicklungsprozess.

L. zeigt sich beständig und bedacht, sehr aufmerksam beim Erkunden einer neuen Umgebung. In gemäßigtem Tempo geht er durch die Räume und probiert auch vorsichtig aus. Folgsam und höflich reagiert er auf eine Bitte, etwas nicht zu berühren. Vertrauensvoll wendet er sich der Mutter zu. Dieses Verhalten beschreibt die Mutter für die ganze Familie als zutreffend. L. hat eine hohe Anstrengungsbereitschaft, Probleme zu lösen, auch schwere Gegenstände zu tragen. L. besucht einen Kindergarten und erhält daneben Frühförderung. Die musikalischen Angebote könnten verstärkt werden und würden dann auch die Sprachentwicklung enorm unterstützen. Notwendig sind Mundschlussübungen. Für L. hat eine intensive Phase des Drängens zum Selbst-Tätigsein begonnen: Ich bin, ich kann...

In die frühpädagogische stationäre und ambulante Sprechstunde sollten stets beide Eltern eingeladen werden. Mütter und Väter sollten in gleicher Weise über Förderungsaufgaben, Methoden und Gesprächsinhalte informiert sein. Aus dem sich von Beratungstermin zu Beratungstermin darstellenden Erscheinungsbild des Kindes und unter Berücksichtigung der häuslichen Bedingungen ergeben sich Art und Inhalt der Beratung. Während der Sprechstunde oder bei gelegentlichen Hausbesuchen sollten die Vorschläge zur Förderung für die Eltern protokolliert werden. Im Laufe der Zeit entsteht eine Sammlung von Beratungsprotokollen im Sinne eines sich individuell formenden Frühförderungsprogrammes, welches auch dem Hauskinderarzt vorgelegt werden sollte. In der Elternsprechstunde sollen die Frühförderungsmaßnahmen demonstriert und gemeinsam mit Mutter, Vater und Kind kurz geübt werden, sodass das eigentliche Lernen zu Hause geschieht, und zwar eingebettet in den Alltag. Losgelöstes Trainieren soll auf diese Weise weitgehend vermieden werden. Leider kommen Hausbesuche viel zu kurz. Trotz aller Frühförderung sollten behinderte Frühgeborene so normal wie möglich ihren Kleinstkind-Lebensalltag leben können und viel Umgang mit Kindern aller Altersgruppen haben. Über- und Unterforderungen können durch das natürliche Miteinander gut vermieden werden. Normalisierung ist ein wichtiger Bestandteil der Frühförderung, starre Planung ist nicht erlaubt. Hilfen und Entscheidungsfindungen sollten in einer Hand des betreuenden Teams liegen, je nach Problemlage in der Hand des Arztes, des Neuro-Entwicklungspsychologen oder Pädagogen.

Gespräche mit der Familie über lange Zeit bestimmen die Vorgehensweisen. Anregungen und Entscheidungen werden mit beiden Elternteilen abgestimmt, um Überforderungen im Miteinander zwischen Fachmann und Familie von beiden Seiten so gering wie möglich zu halten.

Entwicklungsverzögerte und/oder behinderte Kleinkinder können in ihren Fähigkeiten, emotionale und geistige Lebensäußerungen zu vollziehen, gehemmt sein. Störungen in ihrem Erleben und Verhalten sind die Folge, was sich in Andersartigkeiten der feinen und großen Bewegungen zeigt. In den Beziehungen zwischen dem Kleinkind, der Mutter, den Eltern und/oder der Familie können Spannungen entstehen durch Übereinstimmungen oder auch Nichtübereinstimmungen. Lust und Unlust, Trauer und Freude bestimmen den Charakter des Spannungsfeldes von Alltags- und Spielhandlungen. Das Kind selbst sagt uns, wie gut es in den Lebensrhythmus der Familie einbezogen ist. Der Zeitpunkt der Entlassung aus der Vorsorge-Familienberatung ist vom Entwicklungsverlauf des zu früh geborenen Kindes abhängig.

Frühfördernde, erzieherische Maßnahmen sollten so angelegt sein, dass Übereinstimmungen in sich wiederholenden Situationen erreicht werden können. Sie bewirken emotionale Sicherheit des Kleinkindes – wichtigste Hilfe für seine soziale Integration.

Ziele frühfördernder Entwicklungshabilitation sind die Minderung von Behinderungen, Normalisierung von Entwicklungsverzögerungen, Verhinderung und/oder Beseitigung von Sekundärschäden, Vermeidung von Verhaltensstörungen.

Störungen können zerebrale Bewegungsbehinderungen, Sinnesbehinderungen, Lernbehinderungen und auch Mehrfachbehinderungen sein, die die spätere Lebensführung zu früh geborener Kinder schwer beeinträchtigen. Für behinderte Frühgeborene sollten Beratung und Anleitung zur Frühförderung in Anspruch genommen werden. Die überregional arbeitenden *sozialpädiatrischen Zentren* können solche Beratungsstellen sein. Sie bieten komplexe Diagnostik und Therapie in Verbindung mit aufeinander abgestimmten pädagogisch-psychologischen Hilfen. Lokal eingerichtete *Frühförderstellen* arbeiten familiennah und können durch sozialpädiatrische Zentren vermittelt werden. *Heilpädagogische Kindergärten* wären ein guter Ort für behinderte, zu früh geborene und mehr als drei Jahre alte Kinder. Die örtlichen *Gesundheitsämter* könnten angesprochen werden; sie sind eine Koordinierungsstelle und können den Eltern und dem behandelnden Hauskinderarzt Frühförderstellen vermitteln.

Trotz guter interdisziplinärer Bemühungen kommen noch immer Verhaltensschwächen zustande, die sich als Hypersensibilität oder als Atmungsunregelmäßigkeiten und Opistotonushaltungen äußern können. Die Hauptursache sind Reizüberflutungen. Wirkliche Behinderungen liegen eben nur bei einem kleinen Prozentsatz der Frühgeborenen vor.

Kinder mit Frühgeborenen-Retinopathie

Die akute Frühgeborenen-Netzhauterkrankung (retinopathia praematurorum) tritt fast ausschließlich bei sehr unreifen Frühgeborenen auf. Eine internationale Klassifikation unterscheidet 5 Stadien. Jährlich müssen 400–600 Frühgeborene wegen der Erkrankung des unreifen Blutgefäßsystems des Auges behandelt werden (Lorenz 2008). Die klassische Therapie ist die Lasertherapie. Eine weitere Hauptursache für die Netzhauterkrankung mit Makula bis zur teilweisen oder vollständigen Netzhautablösung ist ein Zuviel und oder Zuwenig an Sauerstoff. Durch die unreife Lunge kommt es zu Atemnotsyndromen (bronchopulmonale Dysplasie) unterschiedlicher Schweregrade, die eine Sauerstoffunterversorgung der noch nicht strahlenförmig vom Netzhautzentrum zum Rand gewachsenen Blutgefäße zur Folge haben. Ausbalancierte Sauerstofftherapien modernster intensivmedizinischer Strategien sind erforderlich. Voraussetzung für effektive Therapien ist ein augenärztliches Frühgeborenen-Screening. In Deutschland wird ein solches Screening mit entsprechenden Leitlinien für alle Frühgeborenen mit einem Gestationsalter von unter 32 SSW in terminlich festgelegten Rhythmen angewendet (Lorenz 2008). Besondere Sorgfalt gilt den extrem unreifen Frühgeborenen, um auch sie vor Erblindung (keine Lichtwahrnehmung bzw. 2–5 % Sehschärfe), Sehbehinderung (30 % Sehschärfe) zu bewahren. Grundlage eines Seheindruckes sind gesunde Lichtzellen in der Netzhaut. Durch Lichterregung werden sie in Nervenzellen umgewandelt, die dann diese Signale zum Gehirn weiterleiten. Eine kranke, zerstörte Netzhaut kann diesen Prozess nicht leisten. Langjährige Kontrollen durch den Augenarzt sind erforderlich. Sehbehinderungen oder Erblindungen sind auch für diese Kinder eher selten geworden. Konnte es nicht verhindert werden, gilt auch hier das Prinzip der Normalisierung im Alltagsleben. Kompensatorisches Handeln über Tasten, Hören und schwachem Sehen gekoppelt mit technischen und vor allem digital gesteuerten Hilfssystemen ermöglicht ihnen Informationsaufnahme. Selbstständiges Aktivsein bildet sich über das Tasten als wichtigstem Wahrnehmungskanal. Extrem unreife Frühgeborene verfügen über einen gut gereiften Tastsinn aus der vorgeburtlichen Zeit. Über das Sinnesorgan Haut gelangen gefühlte Informationen aus der Umgebung zu Temperatur, Material, Größe, Form, Gewicht, auch zu Beziehungssystemen und in Verbindung zu akustischen Signalen aus unterschiedlichen Körperregionen zu dafür vorgesehenen Regionen in das Großhirn und in das Rückenmark. Die gesendeten Informationen, je nach Entwicklungsalter frühfördernd angelegt, werden im Langzeitgedächtnis gespeichert. Die sich entwickelnden Nah- und Ferntastsinne bewirken Erleben, Erfahrung und hochrangiges Lernen: ein Prozess auf dem auch die Blinden-Braille-Schrift beruht. Fantastische Hilfsmittel ermöglichen sehbehinderten und blinden Kindern einen normalen Schulbesuch. Allerdings wird es bei der Berufsfindung Einschränkungen geben. Handwerksberufe zu erlernen wird kaum möglich sein.

Orientierungshilfen und Ratschläge für Betroffene können u. a. durch den Deutschen Blinden- und Sehbehindertenverband e.V. (DBSV)/Berlin vermittelt werden.

Unreife Frühgeborene können durch Zerebralparesen behindert sein

Untersuchungen von Krägelo-Mann (1992) ergaben, dass unreife Frühgeborene, die etwa um die 24./25. Schwangerschaftswoche geboren wurden, häufiger von zerebralen Bewegungsbehinderungen in Form von spastischen Tetraparesen betroffen sein können. Andersartigkeiten aller feinen und großen Bewegungsabläufe, bewirkt durch sich versteifende/verkrampfende Muskeln an beiden Armen und beiden Beinen, sind zu beobachten. Hauptursache für Störungen des Bewegungsrepertoires, das intrauterin um die 20. SSW herum voll ausgebildet ist, sind schwerwiegende medizinische Erkrankungen, wie z.B. Hirnblutungen. Auch hier hat die moderne Intensivmedizin Sorge tragen können, dass Verminderungen der Häufigkeit dieser Bewegungsstörungen zu beobachten sind. Trotz einer so schweren Behinderung mit Beeinträchtigung der Lebensführung sollte ein normaler Schulbesuch möglich sein.

Frühe Diagnostik und frühe krankengymnastische Behandlung durch den Fachtherapeuten ist notwendig, um eine Minderung dieser schweren Behinderung zu bewirken. Für bewegungsbehinderte Frühgeborene durch Zerebralparesen bringt die Forderung nach Einheit von Pflege, Therapie und Frühförderung ein hohes Maß an Belastung für die Familie. Trotz größter Bemühungen, eine ganzheitliche Frühförderung zu ermöglichen, wird die krankengymnastische Behandlung häufig als „harte" Therapie, losgelöst vom Alltagsgeschehen, konsequent durchgeführt werden müssen. Eine Verknüpfung mit frühpädagogischen Empfehlungen könnte ihren Schwerpunkt in der Beachtung der Selbstständigkeitsentwicklung des Kindes haben. Einige ausgewählte *Frühförderungsbeispiele,* die in den folgenden Kapiteln vorgestellt werden, können nur der Anregung dienen. In jedem Fall ist neben dem Hauskinderarzt eine fachspezifische Begleitung durch den Kinderorthopäden und Kinderneurologen in Verbindung mit einem Techniker für Rehabilitationshilfen erforderlich.

Störungen durch Lungenunreife

Die Reifeprozesse der Lunge sind etwa mit der 34. Schwangerschaftswoche abgeschlossen. Gelegentlich kommt es vor, dass die Trachea noch etwas weich ist. Mit zunehmendem Muskeltraining verliert sich die Empfindsamkeit der Luftröhre.
Anders ist es bei Frühgeborenen unter der 34. Schwangerschaftswoche. Die Alveolen (Lungenbläschen) sind noch unreif. Je früher die Schwangerschaftswoche liegt, desto weniger ausreichend sind die Lungenbläschen mit einem Bläschen-Oberflächenfaktor, dem Surfactant, ausgerüstet. Dieser Oberflächenfaktor befähigt die Lungenzellen, den Gasaustausch zu vollziehen. Bei Fehlen kann der Körper des Kindes nur eingeschränkt mit Sauerstoff versorgt werden. Ist die Unreife erheblich, liegt das Krankheitsbild der Bronchopulmonalen Dysplasie vor. Im ungünstigsten Fall kann es zur chronischen Erkrankung kommen. In bestimmten Abständen muss eine Lungenreifebehandlung durch den Kinderarzt vorgenommen werden. Im Verlauf der ersten Lebensjahre nehmen Anzahl und Größe der Lungenbläschen noch zu.

Wie kann gelindert werden?

- Der Sauerstoffmangelzustand soll zum erträglichen Zustand werden, z. B. mittels Atemhilfe: Ein Sauerstoffluftgemisch fließt durch einen Tubus in den Rachen des eigenaktiven Kindes; durch den Druck des Gasgemisches wird ein Zusammenfall der Lunge in der Ausatmungsphase verhindert.
- Bei der Beatmung wird ein Schlauch in die Luftröhre gelegt; die überwiegende Atemtätigkeit geschieht durch ein Gerät.
- Die Herzfrequenz soll unter 120 / min. bleiben.
- Der Atemrhythmus soll beruhigt werden mit einer Frequenz zwischen 40 – 80 / min.
- Alle Therapien und Pflegemaßnahmen sollten wegen der enormen Berührungsempfindlichkeit extrem unreifer Frühgeborener mit gewärmtem Babyöl ausgeführt werden, indem die Hände mit warmem Öl eingerieben werden.
- Atmungserleichterung kann vielleicht auch die Bauchlage bringen, wenn der Oberkörper mit den Armen auf eine Rolle gelagert wird: Das Köpfchen liegt mit dem Kinn auf der Rolle, der Körper ruht auf den Knien, und die Rippenbogen werden beidseitig leicht mit warmem Babyöl breitflächig im Atemrhythmus gestrichen.
  Eine andere Lagerungsmöglichkeit ist, aus der Bauchlage den Oberkörper und die Leistenbeugengegend jeweils auf eine kleine Rolle zu lagern.

Eine andere Ursache für Atemstörungen können Infektionen sein. Es kommt zu entzündlichen Vorgängen im Körper, die Muskelschmerzen und schwere Krankheitssymptome zur Folge haben können. Es wird in ähnlicher Weise vorgegangen wie schon beschrieben. Ergänzungen können sein:

- Vorübergehender Verzicht auf das Baden.
- Streichungen mit 30–36°C warmem Öl über die Rückenmitte, die Rippenbögen, von der Halswirbel abwärts bis zu den Fersen unter Einbeziehung der Arme von oben bis zu den Fingerspitzen.
- Ein mit warmem Babyöl getränktes Moltontuch sollte rasch breitflächig auf den Rücken des Kindes gelegt werden, um reflektorisch die Atmung zu stimulieren.
- Sollte das Kind weinen, reicht es meistens aus, sein Fäustchen zum Mund zu führen; es wird daran saugen und sich beruhigen und das Streichen oder das Tuch tolerieren. Anfänglich fällt es schwer, Streichungen und Atemrhythmus zu koordinieren. Wie auch immer sich die komplexe intensivmedizinische Therapie einer bronchopulmonalen Dysplasie zu gestalten hat, auch nach der Entlassung aus der Klinik muss die Zusammenarbeit mit dem Hauskinderarzt und einem ambulanten Pflegedienst gewährleistet sein. Benötigt wird ein Heimmonitor zur Überwachung der Atmung. Eine Hilfsmittelversorgung für stationäre häusliche und mobile Sauerstoffversorgung durch eine in der Nähe befindliche Firma, auch eine elektrische Absaugvorrichtung für den Notfall ist unabdingbar. Eine Einweisung der Eltern in die Grundlagen der kardiopulmonalen Reanimation muss noch in der Neonatologie erfolgen.

Frühgeborene mit Mehrfachbehinderungen – zur Entwicklung eines Mädchens aus der 23. SSW

J. W. ist die Tochter der im Kapitel „Kann und sollte eine Frühgeburt immer verhindert werden?" beschriebenen Mutter mit einem rasant verlaufenden HELLP-Syndrom. Das Mädchen wurde in der 23. SSW per Kaiserschnitt mit einem GGW von 490 Gramm geboren. Nach 6 Monaten konnte J. aus der Klinik entlassen werden. Stationäre Aufenthalte waren aber immer wieder notwendig. Folgende Diagnosen lagen und liegen vor:

- Atemnotsyndrom III–IV, 28 Tage Beatmung, 10 Monate lang Sauerstoffgaben
- mittelgradige, symmetrische periventrikuläre Leukomalazie (Absterben von Hirnzellen, weißer Substanz, in beiden Seitenkammern des Hirnwasserraumes)

- Symmetriestörungen
- Retinopathia praematurorum, Netzhauterkrankung Stadium V, Blindheit
- Rechtsherzstörungen
- zerebrale Bewegungsstörung, Tetraspastik, schwere Körperbehinderung
- geistige Behinderung

Mit einem Lebensalter von 14 Monaten und einem korrigierten Alter von 9 Monaten werden folgende Entwicklungsalter ermittelt: 4 Monate im Spiel- und Essverhalten, 6 Monate im Sozialverhalten und in der emotionalen Entwicklung und 3 Monate im Sprachverhalten. Die Fortbewegung wird wegen der schweren Körperbehinderung nicht bewertet.

Entsprechend dem differenzierten Entwicklungsalter und den bestehenden Behinderungen gestalten sich die interdisziplinären Therapien und Interventionen. Ein trainiertes Tasten ist wegen der gestörten Nervenreizleitung nur schwer möglich und gelingt am günstigsten im warmen Wasser. Im Sinne von Ganzheitlichkeit haben Muskelaufbau und Vertikalisation zentralen Vorrang bei den Frühförderprogrammen, die in ihrem Denkansatz über die Prozesse des Hörens (wegen Blindheit) anknüpfen müssen. J. besucht eine integrative Kindergartengruppe und eine Förderschule mit einem Integrationshelfer. Heute ist J. 12 Jahre alt. Es gelang eine gute Stabilisierung der Körperhaltung, vor allem durch unterschiedlichste Wassertherapien einschließlich Delfintherapie. Mit Hilfe der Eltern kann J. Fahrradfahren.

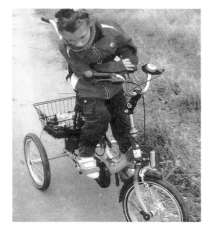

J.W. beim Fahrradfahren
(Bild: Claudia Wiechmann)

Im Schoß der Großfamilie erfuhr J. eine wissenschaftlich orientierte, intensive, hervorragende und liebevolle Fürsorge. Die Eltern konnten ohne die Tochter verreisen, dann besuchte J. als Ferienkind ein Heim (Verhindertenpflegezeit). Mit Geduld wird nun geplant, J. dort als Bewohnerin einzugewöhnen, sich von der Familie zu lösen.

Frühgeborene, die in der 23. SSW geboren sind, haben zwar auch jetzt gute Chancen zu überleben. Jedoch kann sich wegen der enormen körperlichen Veränderungen keine Lebensqualität i. S. eines von Lebensphase zu Lebensphase umfassenden, ganzheitlichen Lernprozesses als Entwicklungshabilitation vollziehen. J.s Eltern wissen das, aber sie sehen in der Tochter das Kind, das sie sich wünschten. Durch die schwere, lebensbedrohliche Erkrankung der Mutter während der Schwangerschaft wurde J.s Lebensweg ein Stück weit vorgezeichnet – den Eltern bleibt dennoch das Wissen, dass J. in dem beschriebenen Lebensweg innerhalb der gegebenen Bedingungen Erfüllung finden wird.

Zu schwach, um leben zu können

Wand an Wand haben Geburtshelfer und Kinderärzte um das Leben eines Kindes, das mit 25 Schwangerschaftswochen geboren wurde, gekämpft – vergeblich. Niemand wollte aufgeben. Doch nach einem kleinen, kurzen Leben auf der Intensivstation hat das Kind selbst entschieden zu sterben. Trotz vieler Hilfe war sein Körper zu unreif und zu schwach, den Start in das Leben zu wagen.

Trauer und Schmerz, wohl auch viel Einsicht in Unabwendbares kämpfen in solchen Stunden miteinander.

Liebe Eltern,

Sie liebten Ihr Kind schon. Lassen Sie sich ein kleines Stück Weg in Ihrer Trauer begleiten. Vielleicht konnten die Schwestern Sie noch rechtzeitig ins Krankenhaus rufen. Ihre kleine Tochter, Ihr kleiner Sohn war in schweren Stunden in Ihrem Arm. Seine letzte Geborgenheit fand Ihr Kind ganz bei Ihnen. Das wird Ihnen Kraft für die ersten Wochen des Schmerzes oder der Verbitterung geben.

Es könnte auch so gewesen sein: Sie kamen auf die Intensivstation, als es schon ganz still geworden war. Ihr Kind war tot. Verzweiflung und Anklage bemächtigten sich Ihrer. Warum? Was hatte das alles für einen Sinn? Sie konnten Ihr Kind noch einmal sehen, noch einmal streicheln. Vielleicht half es Ihnen, ein kleines Andenken – ein Foto, ein selbst gestricktes Jäckchen, ein Namensschild – aufzubewahren.

In guten Händen war Ihr Kind von Anfang an. Und doch war es vielleicht noch nicht das Beste.

Die Geburt eines unreif zu früh geborenen Menschen ist die Nahtstelle von einem noch nicht beendeten vorgeburtlichen zu einem zu früh begonnenen nachgeburtlichen Leben. Viele Wissenschaftler unterschiedlichster Fachbereiche forschen intensiv an dieser großen Herausforderung.

Sie, liebe Eltern, wünschten sich Ihr Kind sehr. Wie schwer zu verstehen, dass alles ganz anders kam.

Sie werden Trost finden bei all denen, die bereit sind, Sie anzuhören. Aber äußern Sie diesen Freunden gegenüber auch frei Ihre Wünsche, wie Sie sich von Ihrem Kind verabschieden möchten. Es wird Ihnen helfen, es loszulassen auf seinen anderen Weg.

Übungen mit frühgeborenen Kindern – ausgewählte Beispiele

Bewegungsförderung im Wasser

Ein noch ungeborener Mensch wächst im flüssigen Milieu (dem Fruchtwasser) auf – und dennoch, Babys können nicht schwimmen, was fälschlicherweise häufig behauptet wird. Erst mit etwa 18 Lebensmonaten sind die geistigen und motorischen Fähigkeiten so weit entwickelt, dass Schwimmen erlernt werden kann. Das Medium Wasser ist aber gut geeignet, in der Klinik mit den Eltern und Therapeuten zur Freude aller zu üben. Die Aktivierung körpereigener Funktionsspiele kann wiederum ganz leicht und indirekt geschehen.

Einen besonderen Stellenwert erhält das Medium Wasser in der Behandlung von körperbehinderten Frühgeborenen oder/auch für Frühgeborene mit sekundären Körperwahrnehmungsstörungen. Außergewöhnlich gute Erfolge brachten warmes Meerwasser oder mit Algen angereicherte Bäder.

Das Salz (z. B. Ostseewasser) trägt die Kleinen und erleichtert so die Muskelarbeit um ein Vielfaches. Unwillkürlich setzen Harmonisierungen der Spontanmotorik und des Körpererlebens ein. Das Köpfchen gelangt dauerhaft in die Mittelstellung. Asymmetrien und Schiefköpfigkeit können spontan und indirekt therapiert werden.

Etwa 8 bis 12 Wochen vor dem geplanten ersten Gang ins Wasser muss die Badetemperatur zu Hause auf 34 °C in kleinen Schritten abgesenkt werden.

Voraussetzungen für Therapien im warmen Meerwasser:

Vonseiten des Kindes
- nur gesunde Kinder (z. B. infektfreie) dürfen ins Wasser, etwa ab dem 6. Lebensmonat,
- die Atmung, besonders die Nasenatmung, muss frei sein,
- der Mundschluss sollte möglichst vollständig erfolgen können,
- das Frühgeborene hat einen deutlich höheren Wärmeverlust, sodass sich hieraus die Therapiedauer zu ergeben hat.

Vonseiten des Wassers
- die Wasseraufbereitung durch Desinfektion gemäß DIN 19643 muss gewährleistet sein,
- Beckenwasser muss Trinkqualität haben,
- die Wassertemperatur soll 30–32 °C betragen.

Gefahren für den zu früh geborenen Säugling:
- Tauchversuche sind verboten! Die Kinder haben keinen Tauchreflex, aber einen Atemschutzreflex, der in der Regel das Verschlucken von Wasser verhindert,
- Frühgeborene könnten aber Unregelmäßigkeiten im reflektorischen Verhalten haben, es könnte zu viel Wasser geschluckt werden, was eine Erkrankung durch Schadstoffe bewirken könnte,
- Chlor verhindert die Bakterienbildung, nicht aber die von Viren, sodass Virusinfektionen möglich wären,
- nach dem Warmwassergang leichtes Abduschen trainieren und dann mit sanft gewärmten Tüchern das Kind gut abtrocknen mit druckfreien Bewegungen, um das Auskühlen zu verhindern.

Eltern erhalten vom Hauskinderarzt oder anderen Fachärzten kostenfreie Rezepte. Das Programm wird vom Physiotherapeuten, dem Pädagogen/Psychologen und den Eltern gemeinsam gestaltet, da es sich nach den speziellen Problemen des Frühgeborenen zu richten hat. Im Wasser sind die Eltern unverzichtbare Kotherapeuten, z. B. beim Halten des Kindes: Wird das Frühgeborene über dem Brustkorb gewissermaßen umklammert, sind alle Muskelgruppen des Oberkörpers blockiert. Das Kind bleibt senkrecht. Wird aber der Hüftstütz angewendet, benutzt das Kind eigenaktiv die Rückenmuskulatur, um sich über Wasser zu halten, es kommt aber mit dem Rumpf und den Beinen gestreckt sowohl in der Rücken- als auch in der Bauchlage ins Wasser und bewegt enorm eigenaktiv Arme und Beine, später macht es Drehungen etc.

Allgemeine Hinweise zu den Übungen:

1. Phase
Das kindliche Spontanverhalten in dem ihm unbekannten Meerwasserbecken abwarten.

2. Phase
Das Bewegungsverhalten nach Beruhigung abwarten; tritt eine völlig normale Spontanmotorik auf, mit physiotherapeutischen Maßnahmen zurückhaltend bleiben.

3. Phase

Falls das Kind sich noch misstrauisch abweisend verhält, weiterhin ohne Forderungen bleiben, bis alle Barrieren abgebaut sind.

4. Phase

Anhand der bisherigen Verhaltensbeobachtungen gestalten sich nun die Bewegungsübungen und/oder verhaltenstherapeutischen Programme mittels der Wasserübungen.

5. Phase

Nach ca. 3 bis 4 Monaten ist die muskuläre Entwicklung unter Einsatz von Gewichtshanteln (500 bis 1 500 g) so gediehen, dass das Kind (jetzt ca. 12 Monate alt) sich am Beckenrand beginnt hochzuziehen, um einen Gegenstand zu ergreifen, und sich dann ins Wasser zurückfallen lässt. Es setzt die Beine an der Beckenwand auf, stößt sich ab, macht Schreitbewegungen und korrespondiert mit entsprechenden Handbewegungen an der Laufstange des Beckenrandes.

Hilfsmittel können sein:

Schwimmflügel,
Schwimmbrettchen,
Wasserbälle,
normale Bälle,
Gymnastikringe,
Schwimmringe,
Schwimmtiere,
kleine Gymnastikstäbe,
rhythmisch-musikalische Elemente,
Lichtspiele.

Die Führung der Kinder im Wasser hat so zu geschehen, dass zentral gesteuerte Harmonisierungen der zu koordinierenden Bewegungen bewirkt werden. (Zentrale Koordinationsstörungen sind keine Behinderungen i. e. S., sondern behebbare Beeinträchtigungen – im Gegensatz zu Zerebralparesen.) Für das körperbehinderte Kind soll ein Maximum an eigenaktiver Fortbewegungsmöglichkeit erreicht werden, z. B. statt Empfehlung des Rollstuhls kann sehr erfolgreich im warmen Meerwasser die Fahrradbewegung trainiert werden, die sonst weitaus schwerer zu erlernen wäre.

Aktivierung körpereigener Funktionsspiele

Schritt	Vorgehensweise im Detail	Was das Kind erfassen kann/soll	Was das Kind erleben kann
1. Kind ganz entkleiden und möglichst halbrund lagern	Lockerung des Körpers vor dem Entkleiden, Lagerungsverfahren	Körper, Körperteile	Diffuse Massenbewegungen unterscheiden von spezifischen Reaktionen, stimuliert durch die ausführende Person
2. Abwechselnd mit weicheren oder härteren Materialien den Körper des Kindes abreiben	Klar unterscheidbare Reize auswählen in bestimmter Reihenfolge von weich nach hart	Bürsten, Schwämme, Pinsel	Akzeptanz von Berührungen
3. Reihenfolge des Bestreichens der einzelnen Körperteile immer wiederkehrend einhalten: Brust, linker Arm, Bauch, linkes Bein, rechter Arm, rechtes Bein, Rücken	Kurze Übungszeiten allmählich verlängern	Wie 1. und 2.	Beobachtung spezifischer Reaktionen, z.B. Anziehen der gerade stimulierten Extremität, deutliche Entspannung bei angenehmen Reizen
4. Finger der Mutter über die Körperteile des Kindes laufen lassen	Krabbelverse sprechen und singen	Wie 1.	Dem Kind Zeit lassen, sich auf das neue Spiel einzustellen
5. Besonders die Wirbelsäule einbeziehen	Mit den Fingerkuppen die Wirbelsäule hinab trippeln: „So geht das Kind die Treppe herunter."		abwärts
6. Bewegungsumkehr	„So geht das Kind die Treppe herauf."		aufwärts

Aktivierung körpereigener Funktionsspiele (Fortsetzung)

Schritt	Vorgehensweise im Detail	Was das Kind erfassen kann/soll	Was das Kind erleben kann
7. Beim Betippeln des Körpers die Körperteile benennen	Warme Hände der Mutter beim Berühren und Übergang zum Wiegen des ganzen Körpers	Körper des Menschen	Wie in 4., 5., 6.
8. Rotes oder orangefarbenes Tuch auf einzelne Körperteile legen und vom Kind wegziehen lassen, den entdeckten Körperteil benennen, dazu klatschen durch die Mutter	Weiches Tuch verwenden, im Sommer warmen Sand und Körperteile einbuddeln	Wie 7.	Wie in 4., 5., 6.
9. Finger der Mutter wie eine Schiene an Arme und Schulter des Kindes legen, durch Druck an den Schultern den Körper führen – Ertasten der Brust	Mutter steht in Mittellinie vor dem Kind	Wie 7.	Berührungen am eigenen Körper des Kindes, Kennenlernen der Körperteile durch Berührung
10. Daumen der Mutter in die Kniekehlen einhaken und durch Druck zu den Händen des Kindes führen	Wie 9.	Wie 7.	Ertasten der Knie und Füße
11. Hände der Mutter wie eine Schale um die Schultern des Kindes legen, Hände des Kindes zum Gesicht der Mutter führen	Mittellage beachten	Wie 7.	Wie 9.

Aktivierung körpereigener Funktionsspiele (Fortsetzung)

Schritt	Vorgehensweise im Detail	Was das Kind erfassen kann/soll	Was das Kind erleben kann
11 a. Hände zur Zunge der Mutter führen	Wie 11.	Wie 7.	Wie 9.
11 b. Lippen der Mutter umfahren und festhalten lassen	Wie 11.	Wie 7.	Wie 9.
11 c. Im Haar wuscheln lassen	Wie 11.	Wie 7.	Wie 9.
12. Aus der gleichen Haltung ertasten der Sinnesorgane der Mutter (Auge, Ohr, Nase)	Schalenförmige Schulterumfassung beachten	Wie 7.	Wie 9.
13. Mutter liegt in Rückenlage und lässt das Kind über ihre Beine, Bauch, Brustkorb bis zum Gesicht kullern	Bauch-/Rückenlage im Wechsel beim Kind beachten	Wie 7.	Erleben von Bewegungs- und Ruhelage vermitteln
14. Bewegungsumkehr	Pausen von Bewegung und Ruhelage	Wie 7.	

Anbieten von Greiflingen

Schritt	Vorgehensweise im Detail	Was das Kind erfassen kann/soll	Was das Kind erleben kann
1. Greifsäckchen in die Hand des Kindes geben	Leichter Druck vom Erzieher um die Hand des Kindes, das das Objekt hält	Glatt, warm, weich	Gefühl des Druckes vom Objekt auf die Hand
2. Kurzfristig die Hand des Kindes loslassen		Wie 1.	Eigenes Festhalten ermöglichen
3. Art der Greiflinge wechseln	Das am häufigsten festgehaltene Greifobjekt ermitteln	Glatt, warm, weich, rau, rund, biegsam	Vorliebe für etwas entwickeln
4. Hand des Kindes mit Lieblingsgreifling leicht bewegen	Hand zuhalten, kurzfristig loslassen, evtl. festklemmen zwischen Daumen und Hand	Je nach Objekt wie 1. und 2.	Weitere Differenzierungen somit ermöglichen
5. Von der Handgelenksführung näher zur Ellenbogengelenksführung kommen, dann zur Schulterführung	Langsam den Arm schütteln und das Kind eigenaktiv Greiflinge halten lassen	Wie 1. und 2.	„Selbsttätigkeitsgefühl" stärken
6. Nur noch Greiflinge anbieten, die das Kind selbstständig zu halten bereit ist	Evtl. nur kurz mit der Hand des Betreuers Hand des Kindes umfassen	Wie 1. und 2.	Wie 5.

Hör-Greif-Übung mit selbst gebauter Spielstange

Schritt	Vorgehensweise im Detail	Was das Kind erfassen kann/soll	Was das Kind erleben kann
1. Anfertigen einer Spielstange aus einem ca. 65 cm langen, farbigen Besenstiel, zwei Ringen aus Holz oder geflochtenen Weiden, zwei Messingglöckchen, einer roten Holzkugel	Die Spielringe symmetrisch, nicht länger als 2 cm herabhängend an der Stange anbringen. Die rote Kugel in die Mitte. An jeder Seite ca. 50 cm lange Bänder anbringen zur Regulierung der Spielmittelhöhe	Holzringe, Glöckchen, rote Kugel	Auge-Hand-Koordination
2. Die Spielstange quer, in Bauchnabellinienhöhe des Kindes verlaufend an den Seiten des Gitterbettchens anbringen	Die Höhe so regulieren, dass die Ringe mit den Glöckchen unbewusst berührt werden können. Die Spielstange bereits in der Klinik anwenden	Wie 1.	Zu Klängen der Glöckchen lauschen, Köpfchen hinwenden lernen
3. Beginnt der Säugling gezielt in die Ringe zu greifen, die Höhe der Spielmittel so regulieren, dass die Ärmchen gut gestreckt werden müssen	Wie 2., dann die Höhe regulieren, auch schon in der Klinik	Wie 1.	Wie 2., gezieltes Greifen üben
4. Mit dem gezielteren Greifen werden die Glöckchen bewusster in Gang gesetzt, Glocken mit unterschiedlichen Tönen verwenden	Wie 2. und 3.	Wie unter 1., unterschiedliche Töne der Glocken differenzieren können	Klangunterschiede wahrnehmen

Hör-Greif-Übung mit selbst gebauter Spielstange (Fortsetzung)

Schritt	Vorgehensweise im Detail	Was das Kind erfassen kann/soll	Was das Kind erleben kann
5. Von der symmetrischen Anordnung im Spezialfall zur einseitigen Übung übergehen, z.B. rechts Ring mit Glöckchen, links ohne	Wie 2. und 3., ein Glöckchen links weglassen	Wie 1. und 4.	Richtige Klangquelle entdecken lernen
6. Links einen Ring mit Glöckchen anbringen, rechts ohne	Wie 2. und 3., ein Glöckchen rechts weglassen	Wie 1. und 4.	Wie 5.
7. Die rote Holzkugel von der Mitte auf der linken Seite anbringen	Beide Glöckchen und Ring weglassen	Rote Holzkugel, 1 Ring	Ohne Klänge farbigen Gegenstand entdecken lernen
8. Rote Holzkugel auf der rechten Seite anbringen	Wie 7.	Wie 7.	Wie 7.
9. Schritt 7 und 8 kann auch mit einem Glöckchen zusammen geübt werden	Einen Ring und ein Glöckchen weglassen	Wie 7., 1 Glöckchen	Entdecken eines farbigen Gegenstandes in Verbindung mit Klängen

Übungen zum Essenlernen

Schritt	Vorgehensweise im Detail	Was das Kind erfassen kann/soll	Was das Kind erleben kann
1. Trinkt das Kind von der Brust, vielleicht ein Geschwisterkind oder den Vater ebenfalls saugen lassen		Brustwarze	Geborgenheit erfahren
2. Nimmt das Kind das Fläschchen, trinkt die Mutter aus dem gleichen Fläschchen und zeigt Wohlbehagen	Der Säugling liegt so im Arm der Mutter, dass schon passiv die Blickrichtung auf das Verhalten der Mutter gelenkt ist	Flasche mit kleinem Saugerloch	Wohlbehagen erleben, kräftiges Saugen ermöglichen, langsames Schlucken bewirken
3. Beginnt das Kind, geriebene Äpfel mit dem Löffel zu essen, gemeinsam mit dem Kind von einem zweiten Teller essen	Das Kind lehnt das Köpfchen an das Brustbein der Mutter und wird von hinten gefüttert, sodass es andere essende Personen beobachten kann	Löffel, geriebener Apfel, Tisch, Teller	Mundgeschicklichkeit, Genießen von Nahrungsaufnahme in Gemeinschaft
4. Zwei gleiche Kinder-Porzellantassen zum gemeinsamen Säftetrinken	Kind in Mittellage auf dem Schoß der Mutter, Lippen benetzen, dann Leckbewegungen abwarten, Mutter führt die Tasse des Kindes mit wenig Flüssigkeit an die Lippen des Kindes	Tasse	Wie 3.
5. Kann das Kind im Stühlchen sitzend die Mahlzeiten einnehmen, füttert die Mutter zunächst von hinten	Einen Löffel im rechten Winkel biegen, den Griff mit Plastilin verstärken, in die Hand des Kindes geben	Speziallöffel, der im rechten Winkel gebogen und dessen Griff verstärkt ist, Brei	Anbahnen des Erlebens, selbstständig essen zu können

Übungen zum Essenlernen (Fortsetzung)

Schritt	Vorgehensweise im Detail	Was das Kind erfassen kann/soll	Was das Kind erleben kann
6. Die Hand des Kindes nur noch zum Teller in die Nahrung führen, dann allein zum Mund bewegen lassen	Kleine Hilfe beim Hinführen zum Teller und Nahrungsaufnahme über Hand-, Ellenbogen- oder Schulterführung geben	Wie 5.	Wie 3. und 5 Treffsicherheit in der Hand-Mund-Koordination üben
7. Wie 6. häufig üben	Ausschleichen aus den Hilfestellungen (Hilfe reduzieren)	Wie 6.	Selbstständigkeitserleben durch Lob verstärken
8. Isst das Kind selbstständig, setzt sich die Mutter neben das Kind und isst gemeinsam mit ihm	Keine Hilfen mehr geben, sprachliche Instruktionen vermehren	Wie 6.	Nicht mehr loben, gemeinsamen Beginn und gemeinsames Beenden von Mahlzeiten erleben lassen
9. Das Kind das Abräumen des leeren Tellers beobachten lassen	Mit dem Kind sprechen, die Begriffe „satt" und „Mittagsruhe" verwenden		Wie 8.
10. Das Kind z. B. zum Nickerchen ins Bettchen legen			

Übung zum Ballspielen

Schritt	Vorgehensweise im Detail	Was das Kind erfassen kann/soll	Was das Kind erleben kann
1. Einen der Handfläche des Kindes entsprechend großen roten Gummiball auf die Spieltischfläche legen, die rechte geöffnete Hand auflegen	Kreisende Bewegungen ausführen	Roten Gummiball entdecken lernen	
2. Kreisbewegungen ausführen, indem die Mutter die Hand auf die des Kindes legt und diese in beide Richtungen führt	Wie 1., in unterschiedlichen Richtungen	Wie 1.	Richtungswechsel akzeptieren bei kreisender Bewegung in rechter und linker Richtung
3. Wie 2., mit der linken Hand		Wie 1.	
4. Den Ball von Person zu Person rollen, zunächst eine Hilfsperson für das Kind einbeziehen	Rollen eines Balles auf gerader Strecke		Anbahnen des Verständnisses von rund – gerade in adäquaten Bewegungen
5. Ball rollen zwischen mehreren Familienmitgliedern	Einen Ball im Kreis rollen	Wie 1.	Wie 4.

Wählen eines Lieblingsspielgegenstandes

Schritt	Vorgehensweise im Detail	Was das Kind erfassen kann/soll	Was das Kind erleben kann
1. Vor dem Einschlafen 2–3 Spielgegenstände, mit denen das Kind gerne spielt, im Bettchen belassen	2–3 ausgewählte Spielgegenstände vom Spielbereich ins Bettchen legen	Spielgegenstände, mit denen relativ eigenaktiv hantiert oder gespielt wurde, in ihren Eigenschaften entdecken	Den Unterschied zwischen Spielbereich als aktives Tätigkeitsumfeld und dem Bettchen zur Erholung und Entspannung erfahren
2. Mit dem Kind tastend über die Gegenstände sprechen	Wie 1.	Wie 1.	Wie 1.
3. Den Gegenstand, auf den das Kind freudig reagiert, neben das Kind legen	Wie 1.	Wie 1.	Wie 1.
4. Sich vom Kind entfernen mit einer Verabschiedungsformel, in der der Name des Kindes und der Gegenstand gesprochen werden	Wie 1.	Wie 1.	Wie 1.
5. Die Schritte 1–4 wiederholen, bis das Kind einen Spielgegenstand frei wählt	Wie 1.	Kenntnisse verdichten zum gewählten Gegenstand	Freies Wählen gewähren lassen
6. Frei gewählten Spielgegenstand nun allein und zügig dem Kind zum Einschlafen oder zum Trost anbieten		Wie 5.	Wie 5. Innere Sicherheit vermitteln

Übungen zum Turmbau

Schritt	Vorgehensweise im Detail	Was das Kind erfassen kann/soll	Was das Kind erleben kann
1. Mutter nimmt das Kind in Mittellage auf den Schoß, Beine in Schneidersitzstellung	Spielmittel zuvor auf dem Spieltisch zur Beschäftigung bereitstellen	Lagerungskenntnisse, Körper des Menschen	Entspannungshaltung von Mutter und Kind einschätzen lernen
2. Zur Einstimmung das Lied „Wer will fleißige Handwerker seh'n" singen	Rhythmus gemeinsam mit dem Kind (evtl. durch Handführung) klatschen		Erwartungshaltung zur Beschäftigung aufbauen
3. Demonstrieren drei gleich großer Bausteine aus Holz, in die Hand geben, tasten lassen, auch zum Mund führen dürfen	Eigenschaften der Holzbausteine benennen (eckig, rau, leicht, schwer), betasten und evtl. zum Mund führen lassen	Bausteine aus Holz	Bausteine und ihre Funktion andeuten
4. Einen Turm aus den drei gleich großen Holzbausteinen vorbauen	Wie 3., vorzählen 1, 2, 3 während des Vorbauens, gleich groß	Wie 3., der Turm	Wie 3.
5. Das Kind den Turm umwerfen lassen	Sollte das Kind den Turm nicht von allein umwerfen, mit Handführung umstoßen	zerfallener Turm	Vergleich Aufgebautes – Zerstörtes
6. Wird der Turm mit Hilfe umgestoßen, allmählich aus der Hilfestellung ausschleichen	Ausschleichen über Hand-, Ellenbogen- und Schulterführung	Wie 3., 4., 5.	Wie 3. und 5.
7. Wirft das Kind aus eigenem Antrieb den Turm um, mit dem gemeinsamen Aufbau beginnen	Turm nicht mehr vorbauen, über Hand-, Handgelenk-, Ellenbogengelenk- oder Schulterführung Kind einbeziehen	Wie 3., 4.	Hilfe akzeptieren, Zerstörtes aufzubauen

Übungen zum Turmbau (Fortsetzung)

Schritt	Vorgehensweise im Detail	Was das Kind erfassen kann/soll	Was das Kind erleben kann
8. Wiederholungen sind so lange notwendig, bis das Kind ohne Hilfestellung den Turm aus 3 gleich großen Bausteinen baut		Wie 3., 4.	Freude am selbstständigen Bauen
9. Das Turmbauen von 3 auf 10 gleich große Bausteine erweitern	Ab 3. Baustein evtl. wieder Hilfestellung geben	Wie 3., 4., Menge viel – wenig, Bausteine groß – klein	Wie 7., 8.
10. Wiederholen, bis der höhere Turm selbstständig gebaut werden kann	Allmählich wieder aus der Hilfestellung ausschleichen	Kleiner Turm – hoher Turm	Konzentrierter die Holzbausteine balancieren lernen, um den höheren Turm zu erreichen
11. Bauen eines Turmes aus 3 ungleichen Bausteinen	Handführung zum Balancieren beim Aufeinandersetzen	Kleiner Turm mit 3 Bausteinen von 3 Größen, groß – kleiner – am kleinsten	Freude wecken am komplizierten Bauen
12. Bauen des Turmes aus 3 ungleich großen Bausteinen	Ohne Handführung	Wie 11.	Wie 11., Höhe, Breite, Tiefe durch Tasten als Maße verdeutlichen
13. Bauen mit unterschiedlichen Bausteinen jeglicher Art als freies Spiel	Gelegentlich Hilfen geben, besonders wenn Erwachsener dazu aufgefordert wird	Entsprechend den frei gewählten Baumitteln Objektkenntnisse erläutern	Freude am freien Bauspiel erleben lassen, wie 12.

Anbahnung des Rollenspiels

Schritt	Vorgehensweise im Detail	Was das Kind erfassen kann/soll	Was das Kind erleben kann
1. Vater (oder Mutter) und Kind sitzen am Tisch und beschäftigen sich mit einem Apfel durch Tasten, Riechen, Schmecken	Kind in Mittellage auf dem Schoß des Vaters, evtl. Handführung von hinten über beide Hände zum Halten des Apfels	Apfel	Gute Körperhaltung, Konzentration auf ein Objekt
2. Vater und Kind sitzen am Tisch und beschäftigen sich mit einem halbierten Apfel, ohne zu essen	Wie 1., schalenförmige Handhaltung zum Halten eines halben Apfels, evtl. Hilfestellung, die Apfelhälften werden nicht gegessen	Wie 1. und halbierter Apfel	Wie 1., Anbahnung der Überwindung egozentrischer kindlicher Verhaltensweisen
3. Das Kind setzt sich auf einen Kinderstuhl dem Vater gegenüber. Gespräch durch Fragen, Anreden zwischen Vater und Kind zum Apfelessen beginnen	Evtl. das Kind auf einen Stuhl setzen, Hilfen durch eine 3. Person evtl. ratsam	Wie 1. und 2.	Wie 1.
4. Vater zerteilt einen Apfel in zwei Hälften und legt diese auf einen Teller in der Tischmitte	Wie 1. und 2., das Kind darf nicht zum Apfelteller greifen, evtl. Hilfe durch 3. Person	Wie 1. und 2.	Wie 1. und 2.
5. Vater bietet dem Kind eine Apfelhälfte an	Vater nimmt den Teller und bietet so an, dass je eine Apfelhälfte zur Person gerichtet ist. Das Kind darf nur eine Apfelhälfte nehmen. Evtl. Handführung durch eine 3. Person	Wie 1. und 2.	Wie 2. und 3.

Anbahnung des Rollenspiels (Fortsetzung)

Schritt	Vorgehensweise im Detail	Was das Kind erfassen kann/soll	Was das Kind erleben kann
6. Vater und Kind essen die Apfelhälfte	Halten der Apfelhälfte evtl. mit Handführung durch 3. Person, essen, indem Vater und Kind sich gegenüber sitzen	Wie 1. und 2.	Wie 2. und 3.
7. Vater bietet dem Kind einen Teller mit einem geteilten Apfel an	Vater hat keine Apfelhälfte zur Verfügung	Wie 1. und 2.	Wie 2. und 3.
8. Vater bittet das Kind, eine Apfelhälfte abzugeben	Entwicklung eines Gespräches durch Anreden, Fragen, Antworten, Zuhören, evtl. Hilfe durch 3. Person	Wie 1. und 2.	Wie 2. und 3.
9. Hat das Kind mit oder ohne Hilfe eine Apfelhälfte abgegeben, wird dem Kind gedankt	Wie 8.	Wie 1. und 2.	Wie 2. und 3., bitten – danken
10. Vater viertelt zwei Apfelhälften	In die Mitte des Tisches einen Teller stellen mit 4 Apfelstücken	Wie 1. und 2., viel – wenig	Wie 2., 3., 9.
11. Einbeziehung von 2 weiteren Personen, diese und der Vater bitten das Kind um ein Apfelstück	Wie 8., evtl. Hilfestellung durch eine 5. Person. Das Kind reicht den Teller zum Vater und zu den anderen 2 Personen, nimmt sich zuletzt ein Apfelstückchen. Hierauf hat die 5. Person, die die Hilfen gibt, zu achten	Wie 1., 2., 10.	Wie 2., 3., 9.

Anbahnung des Rollenspiels (Fortsetzung)

Schritt	Vorgehensweise im Detail	Was das Kind erfassen kann/soll	Was das Kind erleben kann
12. Alle danken dem Kind und essen gemeinsam	Evtl. Hilfe durch Handführung für das Kind	Wie 1., 2., 10.	Wie 2., 3., 9.
13. Vater hat einen Teller mit vier Apfelstücken und bietet diese an, das Kind wird zuletzt einbezogen, dann essen alle den Apfel	Wie 12.	Wie 1., 2., 10.	Wie 2., 3., 9.
14. Wie 13., jeder bekommt vom Vater eine Papierserviette	Hilfe beim Benutzen der Serviette durch 5. Person	Serviette, wie 1., 2., 10.	Wie 2., 3., 9., Tischsitten beherrschen
15. Kind teilt jedem eine Serviette aus, die Apfelmahlzeit wird beendet	Hilfestellung durch 5. Person	Wie 1., 2., 10.	Wie 2., 3., 9., 14.

Übungen zur Schwerkraftempfindung

Schritt	Vorgehensweise im Detail	Was das Kind erfassen kann/soll	Was das Kind erleben kann
1. Mit einem Glöckchen seitlich am Kopf des Säuglings läuten	In ca. 20 cm Entfernung zu dem freien Ohr mit der Übung beginnen. Der Säugling liegt in Rückenlage, das Köpfchen seitlich gedreht	Töne des Glöckchens	Akzeptierung einer akustischen Aufforderung
2. Wiederholung von 1. auf der entgegengesetzten Seite	Beachten, dass das freie Ohr der entgegengesetzen Seite aktiviert wird	Wie 1.	Wie 1.
3. So lange im Wechsel von rechts und links wiederholen, bis das Kind deutlich Wahrnehmungsreaktionen zeigt	Bei den ersten Reaktionen passiv den Kopf in Richtung Geräuschquelle drehen helfen	Wie 1.	Wie 1.
4. Wiederholung der Schritte 1–3, bis das Kind selbstständig den Kopf in Richtung Geräuschquelle wendet	Ist die auditive Kopfkoordination erreicht, Glöckchen weglegen und mit dem Kind sprechen, versuchen, den Blickkontakt herzustellen	Wie 1.	Wie 1.
5. Nach Erreichen der auditiven Kopfkoordination das Glöckchen von einer Ohrseite zur anderen über die Augen führen	Langsam und intensiv die Übung durchführen	Wie 1., sich Bewegendes erkennen	Akzeptieren einer akustischen, sich bewegenden Aufforderung
6. Ist das Kind nicht in der Lage, den Kopf aus der Rückenlage der klingenden Bewegung eigenaktiv nachzudrehen, passive Hilfe geben	Wie 5.	Wie 1. und 5.	

Übungen zur Schwerkraftempfindung (Fortsetzung)

Schritt	Vorgehensweise im Detail	Was das Kind erfassen kann/soll	Was das Kind erleben kann
7. Ist die auditiv-visuelle Kopf-Koordination passiv oder aktiv erreicht, in der Mittellinie verharren	Wie 5.	Wie 1. und 5., Mittellage einnehmen	
8. Ist eine auditiv-visuelle Kopfkontrolle erreicht, mittels Glöckchen zu einer Körperdrehung kommen	Hilfe geben zur halbseitigen Drehung durch Mitführen der Hände des Kindes in die Richtung des sich bewegenden Glöckchens	Wie 1. und 5., Drehung	
9. Einen sich bewegenden Gegenstand ohne Töne (z.B. kleiner, hängender, roter Ball) über die Augen führen und das Mitbewegen des Kopfes bewirken	Zunächst alle Versuche ohne Hilfe durchführen	Wie 8.	
10. Übung 9 mehrfach wiederholen	Gelingt die Mitbewegung des Kopfes nicht, Hilfe geben	Wie 8.	
11. Den kleinen, roten, hängenden Ball von einer Körperseite auf die andere führen, dabei berühren lassen, bis die halbseitige Körperdrehung erreicht ist			

Hand-Hand-Koordinationsübungen und Greifübungen

Schritt	Vorgehensweise im Detail	Was das Kind erfassen kann/soll	Was das Kind erleben kann
1. Anfertigen von Greiflingen durch die Eltern	Greifling seitlich neben die rechte und linke Hand ins Bettchen legen, die Hände (Faust oder geöffnet) zum Objekt hinführen und berühren lassen	Runde Holzstäbe, Holzringe mit Glöckchen, Filzsandsäckchen	Berührunger akzeptieren
2. Die Hände des Kindes in der Seitenlage über dem Greifling aufstreichen	Wie 1., rechte Hand auf den Greifling legen. Rückenlage beachten	Wie 1.	Wie 1., Öffnen der Hand passiv erleben lassen
3. Wie 2.	Wie 1., linke Hand auf den Greifling legen	Wie 1.	Wie 1. und 2.
4. Die geöffneten Hände vom Greifling weg zum Brustbein führen	Zum Kind sprechen und häufig den Begriff „Hand" verwenden	Wie 1.	Wie 1. und 2., Lauschen üben
5. Die Hände vom Brustbein in Richtung zur Nasenspitze führen	Im Wechsel rechte und linke Hand zur Gesichtsmitte führen, Rückenlage und Kopflage in Mittelstellung beachten; leicht gebeugte Stellung der Beine einnehmen	Hände	Wie 1. und 2.
6. Beide Hände direkt vor dem Gesicht des Kindes zusammenführen	Beide Hände gleichzeitig führen in der unter 5. geforderten Lagerung	Wie 5.	Wie 1. und 2., Selbstberührung akzeptieren lernen
7. Passiv mit den aneinander gefügten Fingerspitzen des Kindes spielen	Wie 6.	Wie 5.	Wie 1., 2. und 6.

Hand-Hand-Koordinationsübungen und Greifübungen (Fortsetzung)

Schritt	Vorgehensweise im Detail	Was das Kind erfassen kann/soll	Was das Kind erleben kann
8. Passiv die Handflächen des Kindes vor dem Gesicht aneinander fügen	Wie 6.	Wie 5.	Wie 1., 2. und 6.
9. Angefertigte Greif-Spiel-Stange am Bett des Kindes anbringen	Entfernen der seitlich gelagerten Greiflinge, Spielstange quer über der Nabellinie von Bettseite zu Bettseite befestigen, die Höhe der Seitenbänder so regulieren, dass die Ringe willkürlich berührt werden können	Objekte der Spielstange: 2 Holzringe mit Glöckchen (Spielstab nach den Angaben unter Hörentwicklung anfertigen)	Vom seitlichen Greifen zum Greifen in die Mitte kommen
10. Werden die Ringe unwillkürlich berührt, muss ihre Höhe so verändert werden, dass eine geringe Anstrengung zum Erreichen der Ringe notwendig wird	Wie 9., mit veränderter Höhe	Wie 9.	Wie 9.
11. Halten die Hände beim unwillkürlichen Berühren der Ringe diese nicht fest, Hilfe geben	Gelockerte Hände des Kindes in die Ringe legen, durch leichten Druck mit der Hand der Mutter ein passives Festhalten üben, die Ringe bewegen, sodass die Glöckchen ertönen	Wie 9.	Wie 9.
12. Werden die Ringe aktiv ergriffen, die Spielstange verändern	Keine Hilfe mehr geben	Wie 9.	Wie 9.

Hand-Hand-Koordinationsübungen und Greifübungen (Fortsetzung)

Schritt	Vorgehensweise im Detail	Was das Kind erfassen kann/soll	Was das Kind erleben kann
13. Wird eine Hand des Kindes aktiver eingesetzt, einen Ring auf der aktivsten Seite entfernen. Die passivere Seite so stärker trainieren	Wie 12., nur kurzzeitige Anwendung	Wie 9.	Wie 9., unter einseitiger Bedingung
14. In die Mitte der Spielstange einen roten Gegenstand hängen, um das Kind direkt zum Greifen in die Mitte anzuregen	Wie 12., möglicherweise die Seitenringe entfernen	Wie 9. und roter Gegenstand	Wie 9.
15. Nur den Stab übers Bettchen hängen, um ein erstes Hochziehen zu provozieren	Alle Hilfen entfernen	Spielstange ohne Gegenstände	Über dem Stab symmetrisch greifen
16. Gelingt das nicht eigenaktiv, die Hände passiv über den Stab legen	Mit Hilfe der Mutter durch leichten Druck über die Hände des Kindes	Wie 15.	Symmetrisches Greifen in Mittellage mit vorgestreckten Armen erreichen

Übungsprogramm Händewaschen

Schritt	Vorgehensweise im Detail	Was das Kind erfassen kann/soll	Was das Kind erleben kann
1. Das Kind zur Waschgelegenheit führen	Befolgen der entsprechenden Aufforderung	Wegkenntnisse	Folgsamkeit
2. Öffnen des Warmwasserhahnes	Von links nach rechts drehen, Mittelstellung rechtzeitig loslassen	Hand – Wasserhahn – Waschbecken	Einschätzen des Wasserstrahles
3. Wasserhahn warm		Warm, Temperatureinschätzungen	Temperaturkontrolle üben
4. Hände anfeuchten unter dem Strahl	Wie 1., bei unkontrollierten Bewegungen am Rande des Waschbeckens stützen lassen, auch Hände im Becken auflegen lassen (oder Schüssel)	Wie 3.	Gute Augen-Hand-Koordination, Zielsicherheit
5. Seife benutzen (günstig Seifenball)	Einseifen, Hände über die Seife gleiten lassen; können nicht beide Hände symmetrisch aufgesetzt werden, eine Hand führen, Seifenschaum bewusst betrachten (tasten) lassen	Seife	Ausreichende Seifenmenge nehmen, Anwendung der richtigen Handkraft
6. Seifenschaum abspülen	Hände erneut unter den Wasserstrahl bringen	Seifenschaum	Bewerten der Hände, ob der Schaum vollständig abgespült ist
7. Wasserhahn warm zudrehen	Drehen von rechts nach links		Prüfen, ob der Wasserhahn nichttropfend geschlossen ist
8. Wasserhahn kalt zudrehen	Drehen von rechts nach links		Wie 7.

Übungsprogramm Händeabtrocknen

Schritt	Vorgehensweise im Detail	Was das Kind erfassen kann/soll	Was das Kind erleben kann
1. Handtuch nehmen und halten, auch abheben		Handtuch	
2. Eine Hand abtrocknen	a) Handfläche mit dem Handtuch reiben b) Handrücken mit dem Handtuch reiben		Nass – (feucht) – trocken differenzieren lernen
3. Handtuch loslassen	Wie 2 a und 2 b	Wie 1.	Wechseln der Hände üben
4. Mit der anderen Hand das Handtuch ergreifen			
5. Andere Hand abtrocknen	Wie 2 a und 2 b	Wie 1.	
6. Handtuch loslassen oder anhängen an den Handtuchhalter			Nochmaliger Vergleich nass – trocken

Übungsprogramm Malen

Schritt	Vorgehensweise im Detail	Was das Kind erfassen kann/soll	Was das Kind erleben kann
1. Abräumen der Übungsgefäße. Herrichten des Arbeitsplatzes mit Papier, Pinseln/ Stiften, Farben und Wassernapf	Umräumen des Arbeitsplatzes durch den Erzieher	Pinsel, Stifte, Farben, Wassernapf	Es entsteht etwas, vergleichen lernen
2. In korrigierter Körperhaltung setzt sich das Kind (oder wird gesetzt) an den Tisch	Bei bewegungsgestörten Kindern Lockerungsübungen in Anlehnung an Bobath	Wie 1.	Adäquate Körperhaltung einschätzen bzw. akzeptieren lernen
3. Grundiertes Blatt auf die Arbeitsfläche legen	Wenn nötig, Handführung des Kindes von hinten unterstützen	Farbiges Papier auswählen	Wählen üben
4. Eintauchen des Pinsels in wassergelöste rote Farbe	Erwachsener öffnet Farbnapf und hilft beim Eintauchen	Wie 1.	Richtige Dosierung beim Pinseleintauchen erlernen
5. Abstreichen am Rand des Farbtöpfchens	Handführung geben	Wie 4.	Richtige Dosierung des Abstreichens lernen
6. Malen	Das Zeichenpapier fixieren, das Kind ohne Hilfe malen lassen	Bewegungsnachahmung mit Pinsel oder Stiften	Bestimmung von Anfang und Ende durch das Kind üben
7. Wie 6.	Festhalten des Papiers mit einer Hand, mit der anderen Hand malen	Wie 6.	Wie 6.
8. Pinsel in Wasserglas stellen, benutzte Gegenstände aufräumen	Wie 6.	Wasserglas, Tube	Zum Begriff Ordnung sprechen, einschätzen üben
9. Pinselreinigung	Schnelle Drehbewegung des Pinsels im Wasser und Pinsel abstreichen	Pinsel	Wie 6.

Übungsprogramm Malen (Fortsetzung)

Schritt	Vorgehensweise im Detail	Was das Kind erfassen kann/soll	Was das Kind erleben kann
10. Pinsel mit Stiel in ein Gefäß stellen	Pinsel umdrehen, sodass der Stiel im Gefäß steht	Pinsel, Aufbewahrungsgefäß, Borsten, Stiel	Wie 8.
11. Bild auf ein größeres weißes Blatt legen	Hilfe geben beim Auflegen, sodass ein gleichmäßiger Bilderrand entsteht	Bilderrahmen	Ästhetisches Erleben eigenen Malens
12. Erzählen über das Malen und das entstandene Bild	Notieren von Erzählungen durch Erzieher, positive Bewertung	Bild	Wertschätzung
13. Bild evtl. als Wandschmuck im Kinderzimmer aufhängen	Erwachsener befestigt das Bild an der Wand	Wie 12.	Wie 12.
14. Wirft das Kind häufig Arbeitsmittel fort, aufheben lassen und erneut beginnen	Wie 1.–13.	Wie 1.–13.	Wie 1.–12.

Übungsprogramm Farben ordnen

Schritt	Vorgehensweise im Detail	Was das Kind erfassen kann/soll	Was das Kind erleben kann
1. Rotes Krepppapier reißen	Reißen	Rotes Papier	Ganzes zerteilen
2. Rote, gerissene Papierstücke in ein rot gekennzeichnetes Glas werfen (mit Hilfestellung)	Zielendes Einwerfen	Rot gekennzeichnetes Glas	Farbvergleich rot – rot, richtig – falsch
3. Rote, gerissene Papierstücke in das Glas werfen mit blauer Farbfläche	Wie 2.	Blau gekennzeichnetes Glas	Farbvergleich rot – blau
4. Rote und blaue Papierstücke reißen lassen	Reißen	Blaues Papier	Wie 1.
5. Rote und blaue Papierstücke in zwei rot und blau gekennzeichnete Gläser werfen lassen	Wie 2.		Farbvergleich rot – rot, blau – blau, falsch – richtig

Förderung rhythmisch-musikalischer Bewegungsfähigkeiten

Schritt	Vorgehensweise im Detail	Was das Kind erfassen kann/soll	Was das Kind erleben kann
1. Festlegung des Reimes (hier als Beispiel: Apfellied, s. S. 136)	Den Reim sprechen und dem Kind dazu einen Apfel anbieten	Text: In einem runden Apfel, da sieht es wohnlich aus, da gibt es eine Stube, grad wie in einem Haus	Lauschen bei gleichzeitigem Halten eines Objektes anstreben
2. Melodische Formulierung des Reimes in Leiertonmelodik	Während des Singens den Apfel anbieten	Wie 1. und Melodie des Liedes	Wie 1.
3. Einführung der Elemente der Rhythmik: runde Bewegung bei „rundem Apfel"	Während des Singens haben Mutter und Kind einen Apfel in beiden Händen und tasten die runde Form ab	Wie 1. und 2., „rund" als Begriff und Bewegung	Wie 1.
4. Runde Bewegung bei „rundem Apfel", eckige, kleine Bewegung bei „eine Stube" und durch ein Zimmer gehen	Während des Singens haben Mutter und Kind einen Apfel in beiden Händen und tasten die runde Form ab	Wie 1. und 2., „rund" als Begriff und Bewegung	Lauschen und andere Handlungen daneben ausführen
5. Singen bei „rundem Apfel", bei „eine Stube", bei „in einem Haus"	Wie 4., Erweiterung der Rhythmikelemente	Apfel, rund, Stube, Haus, Kerne	Wie 4.
6. Halbierter Apfel, Apfellied singen bis „eine Stube"	Wie 4., bei „Stube" das Zimmer durchschreiten und mit dem Finger Kerne und Gehäuse abtasten lassen	Gehäuse des Apfels als Stube für die Kerne erfassen	Wie 4., Vergleichen von zwei Formen des „Wohnens"
7. Halbierter Apfel, Singen bis „eine Stube", dann bis „Haus", die beiden Apfelhälften wieder aneinander fügen	Wie 4. und 6., wieder das Haus in Zusammenhang mit dem ganzen Apfel betrachten	Wie 5. und 6., Apfelhälften	Wie 4. und 7., zu Hause als Ort des Geborgenseins erleben lernen

Förderung rhythmisch-musikalischer Bewegungsfähigkeiten (Fortsetzung)

Schritt	Vorgehensweise im Detail	Was das Kind erfassen kann/soll	Was das Kind erleben kann
8. Was ist rund? Ein Kreis. Das Lied singen, einen Kreis um einen Apfel bilden und in Uhrzeigerrichtung um den Apfel gehen während des Singens	Bilden eines Kreises und im Kreis gehen	Wie 1.–7., Kreis	Wie 4. und 7.
9. Während des „Apfeltanzes" klatscht ein Mitspieler den Grundrhythmus	Ein Mitspieler steht außerhalb des Kreises	Wie 1.–7.	Wie 4. und 7.
10. Während des „Apfeltanzes" und des Klatschens durch einen Mitspieler übernimmt ein zweiter Mitspieler das Schlagen des Grundschlags auf der Rahmentrommel	Zwei Mitspieler stehen außerhalb des Kreises	Wie 1.– 7., Rahmentrommel	Wie 4. und 7., die Familie in ihrer Gemeinschaft spielt und singt mit dem geschädigten Kind, Erleben des Geborgenseins
11. Wie 10., das Kind klatscht, evtl. Hilfe durch ein Familienmitglied	Das Kind befindet sich außerhalb des Kreises mit einem 2. Mitspieler, der die Rahmentrommel schlägt	Wie 1.–7., 8.	Wie 4., 7., 10.
12. Wie 10., das Kind schlägt die Rahmentrommel, evtl. mit Hilfe durch ein Familienmitglied, ein motorisch ungegliedertes Spiel bestehen lassen	Das Kind befindet sich außerhalb des Kreises mit einem Mitspieler, der klatscht	Wie 1.–7., 8.	Wie 4., 7., 10., Bedeutung des eigenen Tuns in der Gemeinschaft

Förderung rhythmisch-musikalischer Bewegungsfähigkeiten (Fortsetzung)

Schritt	Vorgehensweise im Detail	Was das Kind erfassen kann/soll	Was das Kind erleben kann
13. Übernahme des motorisch ungegliederten Spiels auf der Rahmentrommel durch einen 2. Spieler auf einem anderen Schlaginstrument	Wie 12., nicht in das Spiel des Kindes eingreifen, sondern übernehmen	Wie 1.–7., 8.	Wie 1.–7., 8. 10., 12.
13. Häufige Wiederholungen, bis möglicherweise der Grundschlag erfasst wurde	Wie 1.–8., das Kind schlägt den Grundrhythmus, evtl. Hilfe bei der Handführung	Wie 1.–8.	Wie 1.–12., besonderes Lob erfahren lassen

Das Apfellied

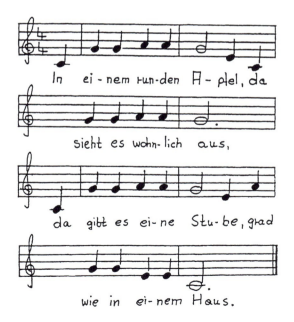

Eltern können viel tun

Mit großer Freude haben Mütter/Eltern der Geburt ihres Kindes entgegengesehen und ebenso seine Entlassung nach Hause erlebt. Doch nach einigen Tagen oder Wochen wird der Familie die Belastung durch die großen Bedürfnisse des Kindes deutlich. Erschöpfung und vielleicht wiederum Mutlosigkeit – Gefühle, die sich während des Intensiv-Klinikaufenthaltes eingestellt hatten – keimen neu. Die Eltern werden versuchen, sich der Situation anzupassen, um Lösungen zu finden, die Probleme des Alltags zu bewältigen. Und das kann einige Monate dauern (Hoppe-Graff 1989). Besonders der stärker mit der Pflege befasste Elternteil wird jetzt Unterstützung benötigen, um die Pflege des Kindes zu schaffen. Es gibt weiterhin kein einheitliches Beratungs*programm* für Eltern Frühgeborener. Oftmals fühlen sie sich allein mit den vielen Aufgaben.

In Deutschland sind etwa 335 Kinderkliniken und Kinderabteilungen mit der intensivmedizinischen Versorgung von Frühgeborenen oder mit Nachsorgeproblemen betraut. Fehlende Planstellen für Entwicklungspsychologen und Rehabilitationspädagogen/Heilpädagogen oder Entwicklungstherapeuten erschweren die notwendige langfristige psychosoziale Betreuung von Familien mit Frühgeborenen. Es entstanden Elterngruppen, Elterninitiativen und Förderkreise für Früh- und Risikogeborene, leider nur wenig eingetragene Vereine. Ziele solcher Arbeitsgruppen sind:

- Übernahme der psychosozialen Beratung von betroffenen Familien,
- Soforthilfe in Krisensituationen,
- Weiterbildung der Eltern/Familien,
- Förderung der Zusammenarbeit verschiedener Fachkräfte,
- Öffentlichkeitsarbeit,
- Förderung der Neonatologischen Intensivmedizin und der Entwicklungsneurologie,
- Unterstützung der Forschung.

Selbsthilfegruppen können zu einem fruchtbaren Zusammenwirken von Betroffenen und Fachleuten kommen. Weil das Frühgeborene unmittelbar nach der Geburt bereits durch Fachleute versorgt werden muss, besteht von Anfang an für das Kind zwischen Eltern und Fachleuten ein erster Kontakt. Eltern und Fachleute erleben die Situation jedoch völlig verschieden. Ihr Handeln wird von ganz unterschiedlichen Schwerpunkten her bestimmt. Gerade deshalb ist das gemeinsame Miteinander so wichtig.

Erstmals trafen sich im Juni 1992 in Heidelberg Vertreter von Frühgeborenen-Elterninitiativen zu einem Erfahrungsaustausch. Kinderärzte, Säuglingsschwestern, Psychologen, Pädagogen und Therapeuten nahmen an dieser Elternbegegnung teil. Es wurde angeregt, einen übergeordneten Bundesverband als Dachorganisation der Elterngruppen oder Vereine zu gründen. Aufgaben eines Bundesverbandes wären beispielsweise:

- Aufklärung der Ämter des Gesundheitswesens über alle Probleme im Zusammenhang mit Frühgeburtlichkeit,
- Einflussnahme auf sozialpolitische Maßnahmen zur Verbesserung der Vorsorgebetreuung von früh- und risikogeborenen Kindern,
- Aufbau von Kooperationen zwischen den verschiedenen Elterninitiativen,
- Organisation fachspezifischer Weiterbildungen für Eltern und Fachkräfte.

Das Vorhaben – Gründung eines Bundesverbandes für Frühgeborenen-Elterninitiativen – wurde von der Deutsch-Österreichischen Gesellschaft für Neonatologie und Pädiatrische Intensivmedizin begrüßt und unterstützt. Im Herbst 1992 fand in Frankfurt a. M. eine interdisziplinäre Gründungsversammlung statt.

Kontakt- Bundesverband Das frühgeborene Kind e.V.
adresse: Dachorganisation der Elterninitiativen und Fördervereine
Speyerer Straße 5–7
60327 Frankfurt am Main
Telefon: 0 81 31/90 85 59 oder 0 69/5 87 00 99-500
Fax: 0 81 31/90 85 59 oder 0 69/58 70 09 95 99
E-Mail: info@fruehgeborene.de
Homepage: www.fruehgeborene.de

Wer einen Förderverein „Das frühgeborene Kind e.V." gründen möchte, sollte klären:

- örtlich-rechtliche Situation eines eingetragenen Vereins,
- Bildung der Leitung durch betroffene Eltern,
- Sicherung der finanziellen Mittel durch Beiträge und Spenden,
- Erarbeitung einer Satzung,
- redaktionelle Arbeit der Eltern (Elternbriefe, Infos u. Ä.).

Im Jahre 2006 verstarben einem Elternpaar sehr viel zu früh geborene Drillinge. Zwei Jahre später bekamen sie ein zum regulären Geburtstermin geborenes gesundes Neugeborenes. Der Vater beschloss aus Freude darüber, eine Stiftung zu gründen. Daher ist der Geburtstag des Kindes, der 17. November 2008, seit dem ersten Treffen der Organisation EFCNI (European Foundation for the Care of Newborn Infants) im November 2008 der „Internationale Tag des Frühgeborenen" in Europa, Amerika und Australien.

Entwicklungsberatung für Niklas

Am 11.12.1989 wurde Niklas mit vollendeten 31 Schwangerschaftswochen (d. h. mehr als acht Wochen vor dem normalen Geburtstermin) mit einem Geburtsgewicht von 1 900 Gramm durch Kaiserschnitt entbunden. Ursache für die operative Entbindung war eine Blutvergiftung (Sepsis), verursacht durch Bakterien, die drohten, sich über den ganzen Körper des ungeborenen Jungen zu verteilen und seine Organe schwer zu schädigen. Die Operation wurde mit Vollnarkose der Mutter durchgeführt. Dabei gelangten die Narkosemittel über den Mutterkuchen (Plazenta) in die Blutbahnen des Kindes, was vermutlich belastend wirkte.

Von der Entbindungsstation wurde Niklas rasch auf die perinatologische Intensivstation der Kinderklinik verlegt. Er hatte Schwierigkeiten, sich dem Leben außerhalb der Gebärmutter anzupassen. Der Apgar-Test ergab eine bläuliche Haut wegen des Sauerstoffmangels durch auftretende Atempausen (Apnoen). Der Herzschlag lag unter 100 pro Minute, die Muskelspannung war extrem schlaff, die Antwortreaktionen zeigten sich in einem schwächlichen Grimassieren. Nach fünf und zehn Minuten wurde der Apgar-Test wiederholt. Niklas musste vorübergehend beatmet werden. Die sehr auffällige Schlaffheit (schwere Hypotonie) und die extremen Fäuste mit eingeschlagenen Daumen an beiden Händen machten es notwendig, vorsorglich eine Chromosomenanalyse zu veranlassen, um eine genetische Erkrankung nicht zu übersehen. Glücklicherweise ergab die Untersuchung keine krankhaften Veränderungen der Chromosomen (Träger der Erbfaktoren). Eine Sondenernährung wurde erforderlich.

Auf der Frühgeborenenstation lernte ich (dort als Entwicklungspsychologin und Rehabilitationspädagogin tätig) am 25.1.1990 Niklas und seine Eltern kennen, und wir begannen miteinander für ihn zu sorgen. (Die im Folgenden beschriebenen Diagnosen wurden von den Kinderärzten und mir erstellt.)

5. Lebenswoche

Diagnosen und Verhaltensmerkmale: Schwere Hypotonie; auffälliger Zungenvorstoß; schlechte Koordinierung von Suchen, Saugen und Schlucken; häufiges Schreien in der Dauerbauchlage.

Frühpädagogische Empfehlungen: Eine erste Beratung mit dem Pflegepersonal der Kinderstation wird notwendig. Die Säuglingsschwestern prüfen die Größe des Saugerloches bei den Trinkversuchen. Es ist noch zu groß, sodass zwischen Suchen, Saugen und Schlucken ein zu kurzes Intervall entsteht, um ihm genügend Zeit zu lassen, dass der Rachenraum sich auf das Schlucken einstellen kann. Das Trinken mit kleinem Saugerloch wird geübt neben der Sondenernährung. Wegen des Zungenvorstandes und der schlaffen Gesichtsmuskulatur soll möglichst vor jedem Trinken eine Gesichts- und Mundstimulation nach Bobath erfolgen. Im Mittelpunkt steht die Mundschlussübung. Mit leichtem Druck mittels Zeigefinger der Bezugsperson wird der Mundschluss passiv hergestellt. Stumm lässt die betreffende Person den Finger mit sanfter Kraft unter dem Unterkiefer, bis Niklas beginnt, sich leicht zu wehren, dann wird die Übung beendet. Die Eltern werden in gleicher Weise angeleitet. Nach zwei Tagen kann die Sonde gezogen werden. Niklas erhält einen Sauger.

7. Lebenswoche

Diagnosen und Verhaltensmerkmale: Schwere Hypotonie und kaum auftretende große Bewegungen. Heftiger Zungenvorstoß bei schlechtem Mundschluss. Die Schwestern protokollieren schlechtes Trinken und Schreien in der Dauerbauchlage. Während des Trinkens bleibt der Faustschluss bis zum Ende des Trinkens bestehen. Beginnendes Lauschen und Lächeln sind zu beobachten. Die Eltern meinen, auch ein beginnendes Fixieren mit den Augen zu entdecken.

Frühpädagogische Empfehlungen: Das Trinken wird überprüft. Das Saugerloch ist noch zu groß. Bei adäquaten Trinkbedingungen stellt sich ein gutes Trinkverhalten ein. Niklas soll häufiger aus der Bauchlage aufgenommen werden, soweit das die dienstlichen Belange der Schwestern erlauben. Die Eltern unterstützen das Personal. Dann beruhigt sich der Junge schnell. Das Mundtraining wird fortgesetzt. Die Entlassung des Kindes wird zum 10. 2. 1990 geplant. Zu Hause sollen die Mund- und Gesichtsübungen (wie Streichen über die Wangen von den Mundwinkeln zum Ohransatz, leichtes Vibrieren der Gesichtsmuskulatur und vor allem der Mundschluss) weiter geübt werden. Der Schnuller wird weniger oft angeboten. Besser ist es, passiv das Fäustchen des Kindes zum Mund zu führen und darauf lutschen und lecken zu lassen. Ein Körbchen, das die Eltern vorbereitet haben, benötigt Niklas nicht mehr, denn er ist in seiner Entwicklung so weit, dass er in einem Körbchen zu wenig Anregungen bekäme. Stattdessen wird ein Kinderbett aufgestellt. Die Mutter wird zum Handling angeleitet. Eindringlich wird erläutert, dass es notwendig ist, die Hand von berührenden Kleiderstücken freizuhalten, um den noch heftig bestehenden Faustschluss nicht zu provozieren. Die Bauchlage soll nur gelegentlich, beispielsweise nach den Mahlzeiten, angewendet werden. Die Eltern sollen erst einmal zu Hause mit ihrem Sohn Zeit haben zum Einleben und sich an ihm zu erfreuen. Bei auftretenden Schwierigkeiten könnten sie jederzeit den Pädagogen oder Psychologen anrufen. Die Familie erhält ihren neuen ambulanten Beratungstermin zum 1.3.1990. Der medizinische Nachsorgetermin in der säuglingsneurologischen Sprechstunde ist der 9.5.1990.

4. Lebensmonat

Diagnosen und Verhaltensmerkmale: Mutter und Kind kommen gemeinsam in die Sprechstunde des Pädagogen. Die Mutter berichtet anhand ihrer Aufzeichnungen in der Merkmalsliste, dass Niklas gut aus der Flasche trinkt. Das Stillen sei auch zu Hause nicht mehr gelungen. Er nimmt keinen Schnuller mehr. Die schwere Hypotonie besteht weiterhin. Der Mundschluss beginnt sich, wenn auch noch schlaff, einzustellen. Niklas schläft nachts nicht durch. Es besteht eine leichte zentrale Koordinationsstörung, die sich in leichten feinmotorischen Störungen zeigt.

Frühpädagogische Empfehlungen: Das Mundschlusstraining wird fortgesetzt. Die Nahrung wird mit Möhrensaft angereichert.

Niklas soll zu den Wachzeiten in ein Holzstablaufgitter gelegt werden, sodass er frei das Geschehen in seiner Umgebung beobachten kann. Aus der Seitenlage können die Eltern passiv auch die Hände um die Stäbe des Gitters legen, um das Öffnen der Hand zu unterstützen. Zur Übung der Auge-Hand-Koordination fertigen die Eltern eine Spielstange an, wie sie in dem Kapitel zum Greifen beschrieben wurde (vgl. S. 49). Sie soll den Koordinierungsschwierigkeiten zwischen Händen und Sinnesorganen entgegenwirken. Kleine Fixierübungen für das Ohr mit Glöckchen, die nicht gesehen werden können, und Beobachten einer angezündeten Kerze sollen passiv die aktiven Spiele mit der Spielstange bereichern. Die Spiele werden mehr zum Abend hin von beiden Elternteilen durchgeführt. Eine stärkere abendliche Belastung soll möglichst das Durchschlafen begünstigen. Mit der ambulanten Krankengymnastik wird begonnen.

Entwicklungsstand: Von Monat zu Monat wird den Eltern nun differenziert der Entwicklungsstand ihres Sohnes erläutert. Die großen Bewegungen sollten dabei nicht berücksichtigt werden. Es würde ein falsches Bild von den Entwicklungsfähigkeiten des Jungen verleihen. Die nonverbale Sprache ist noch nicht beurteilbar. Das Selbstständigkeitsverhalten, bezogen auf die Nahrungsaufnahme und das Schlafverhalten, entspricht dem eines 2 Monate alten Kindes. Das Spielverhalten ebenso. Im Sozialverhalten (in den Beziehungen zum Erwachsenen) entspricht das Entwicklungsniveau dem eines 3 Monate alten Kindes. (Zur Erinnerung: Bei solchen Beschreibungen des Entwicklungsalters wird immer mit Blick auf den Entwicklungsstand *termingerecht* geborener Kinder verglichen.)

5. Lebensmonat

Diagnosen und Verhaltensmerkmale: 9. 5. 1990. Der erste säuglingsneurologische Test ergibt weiterhin eine leichte zentrale Koordinationsstörung bei schwerer Hypotonie mit erheblichem, nur leicht gebessertem Faustschluss. In der Bauchlage ist eine starke Überstreckung zu beobachten. Niklas kann sich aus der Bauchlage abstützen, allerdings ohne geöffnete Hand. Ein Hörtest wird mit unsicheren Reaktionen beantwortet. Endlich beginnt der Junge zu strampeln. Aus der Entfernung reagiert er auf vertraute Personen mit Aufmerksamkeit. Auf den Arm genommen, lacht er.

Frühpädagogische Empfehlungen: Die Krankengymnastik läuft weiter, ohne dass eine eingleisige Therapie angewendet wird. Im Mittelpunkt stehen die Handhabungen. Die aufrechte Körperhaltung wird vorbereitet. Aus diesem Grunde wird Niklas beim Essen aufrecht, mit dem Köpfchen ans Brustbein der Bezugsperson gelehnt, gefüttert. Die Spielstange soll aus der Sitzlage angeboten werden, um das Drehen zu provozieren. Die Hörübungen müssen fortgesetzt werden. Um die Handöffnung zu erwirken, werden Übungen mit Tastschälchen wie Reis, Erbsen, Bohnen, Sand, Schaum empfohlen.

Entwicklungsstand: Außer in den großen Bewegungen entspricht das Entwicklungsalter dem des 3. Lebensmonats. Im Sozialverhalten sind Lebens- und Entwicklungsalter wie bei einem 5 Monate alten Kind.

6. Lebensmonat

Diagnosen und Verhaltensmerkmale: Niklas bevorzugt absolut die Rückenlage. Andere Körperhaltungen empfindet er nach Beschreibung der Mutter als unangenehm. Der Mundschluss ist schlaff und unvollkommen, der Hörtest weiterhin unsicher. Eine leicht gebesserte Hypotonie bei leichter zentraler Koordinationsstörung wird weiterhin diagnostiziert. Niklas scheint sehr auf das Gesicht der Mutter fixiert zu sein.

Frühpädagogische Empfehlungen: Die Hörübungen werden fortgesetzt von hinten nach rechts und links. Niklas soll lernen, ein Ziehtier an der Schnur über den Tisch zu ziehen. Die Eltern bieten ihm eine normale Kinderporzellantasse zum Trinken in der aufrechten Haltung an. Die Nahrung soll gröber werden. Zwei Metall-Löffel werden im rechten Winkel jeweils nach rechts bzw. nach links gebogen (für die linke bzw. rechte Hand). Ein Löffel wird in die Hand gegeben und mit Hilfe zum Mund geführt.

Das Mundschlusstraining wird weiterhin durchgeführt. Niklas beginnt nun, sich früher dagegen zu wehren. Er wird noch häufiger ins Laufgitter gelegt. Auch während der „Nickerchen" bleibt er darin.

Entwicklungsstand: Die großen Bewegungen werden weiterhin außer Acht gelassen. – Die nonverbale Sprache hat sich rasch entwickelt und entspricht dem 6. Lebensmonat, ebenso die Selbstständigkeit. Das Spielverhalten entspricht dem 5. Lebensmonat. Das Sozialverhalten ist wie das eines 6 Monate alten Kindes.

Den nächsten Beratungstermin konnten die Eltern nicht einhalten.

9. Lebensmonat

Diagnosen und Verhaltensweisen: Weiterhin mittelschwere Hypotonie mit leichterer zentraler Koordinationsstörung. Es scheint so, als würde Niklas bald beginnen, sich zu drehen. Er trinkt aus der vorgehaltenen Tasse und versucht den Löffel mitzuhalten. Einen Keks hält er selbstständig und beißt ab. Er greift zielsicher nach Gegenständen. Seine Hände führt er in der Mittellinie zusammen. Die Faust ist noch nicht aufgehoben, aber sie ist nicht mehr so fest. Fallendem schaut Niklas hinterher. Er lallt viel. An Gegenständen klopft er gern.

Frühpädagogische Empfehlungen: Die Krankengymnastik läuft weiter. Das Fläschchentrinken soll nur noch morgens geschehen. Die Tasse wird auch in die Hand gegeben und mit Hilfe zum Mund geführt. Die Spielstange wird ganz entfernt. Ein Hohlwürfel in den ersten drei Größen wird angeboten zum Hantieren und Ausräumen. Ein Suchspiel an Personen und Gegenständen mit einem roten Tuch wird eingeführt. Ein Turm aus drei Holzbausteinen wird vorgebaut und soll berührt und/oder umgeworfen werden.

Entwicklungsstand: Der neue Beratungstermin wird erst der 19.12.1990, kurz vor Vollendung des 1. Lebensjahres, sein. Die grobmotorischen Fähigkeiten entsprechen etwa dem des 6 Monate alten Kindes, Selbstständigkeit und Sozialverhalten dem des 9 Monate alten und Spiel und Sprache dem des 7 Monate alten Kindes.

12. Lebensmonat

Diagnosen und Verhaltensmerkmale: Niklas wendet das Drehen zielgerichtet an, um ein Vorwärtskommen zu erreichen. Meistens geschieht das aus der Bauchlage und dem Drehen um die eigene Achse. Dieses Verhalten zeigt sein normales Antriebs- und Orientierungsverhalten. Seine Mahlzeiten kann er mit Unterstützung am Tisch sitzend einnehmen. Tasse und Löffel werden selbstständig gehalten. Niklas zieht ein Tier zu sich heran und räumt den Hohlwürfel aus. Silben werden nachgeahmt. Auf Anruf reagiert er auf seinen Namen und ruft mit bestimmten Lauten nach Personen. Er bemüht sich um ein gemeinsames Spiel mit Erwachsenen. Gebote und Verbote beginnt er zu verstehen und zu akzeptieren. Die Körperhaltung ist noch schlaff. Der Mundschluss ist jetzt normal. Ein Faustschluss ist noch geringfügig vorhanden.

Frühpädagogische Empfehlungen: Löffel, Tasse und Brotschnitte konsequent alleine halten lassen. Keinesfalls Häppchen anbieten. Um die Hand noch besser zum Öffnen zu bringen, Ballrollübungen mit beiden Händen. Ein Kästchen mit Deckel zum Öffnen und Schließen soll die Neugier fördern. In jede Hand sollte Niklas gelegentlich einen Schlegel bekommen und mit Hilfe rhythmisch auf eine Trommel oder ein Kissen zu einem Kinderlied schlagen. Der Hohlwürfel soll nicht mehr nur ausgeräumt werden, sondern auch das Einräumen soll geübt werden. Beim Turmbau sollte nicht mehr nur vorgebaut werden, sondern mit Handführung aus dem Hand-, Ellenbogen- oder Schultergelenk ein Stein mit aufgesetzt werden. Frage und Antwortspiele von „wo ist" – „da ist" sollen Sprache und Beziehungen zur Umwelt von Personen und Gegenständen üben.

Die Physiotherapeutin übt die erste Phase des Drehens nach dem Vojta-Programm. Ein Hausbesuch bei Niklas wird geplant.

Entwicklungsstand: Die großen Bewegungen entsprechen etwa dem des 9 Monate alten Kindes. Selbstständigkeit und Sozialverhalten entsprechen einem Entwicklungsniveau von 11–12 Monaten. Das Spielverhalten entspricht etwa dem 10. Monat, die Sprache etwa der eines 9 Monate alten Kindes.

14. Lebensmonat

Diagnosen und Verhaltensmerkmale: Der Muskeltonus beginnt sich zu festigen. Niklas beginnt zu kriechen. Er isst selbstständig seinen Brei. Beim An- und Ausziehen reagiert er mit entsprechenden Bewegungen. Mühelos gelingt ein Ballspiel mit Erwachsenen. Den Hohlwürfel beginnt er einzuräumen. Das Turmbauen gelingt nur mit Hilfe. Er spricht Silben wie „papa" und „oma". Auf „wo ist" reagiert er mit zunehmendem Blick. Er kriecht vertrauten Personen entgegen. Seine Gefühle zeigt er lebhaft. Er fremdelt sehr. Vertraute Personen streichelt er, macht „ei" und „winke, winke". Niklas beginnt, wenn er ungeduldig wird, mit den Fingern zu wedeln.

Frühpädagogische Empfehlungen: Quer in das Laufgitter soll ein Holzstab gehängt werden wie eine Ersatzsprossenwand, um das Hochziehen üben zu können, zunächst mit Hilfe. Physiotherapeutisch werden Tonus-Festigungsübungen in aufrechter Haltung geübt. Die Hände werden auf die Oberschenkel gestützt. Suchen und Bringen werden geübt. Ein dicker Zimmermannsstift soll angeboten werden, sodass das Kind irgendwann das Kritzeln entdecken kann.

Das „Fingerwedeln" sollen die Eltern und alle Familienmitglieder nicht beachten (vgl. S. 51). Kann Niklas erst alle Winkel der Wohnung selbst erreichen, wird er seine Ungeduld durch Eigenaktivitäten verlernen. Eine neue Idee erfüllt die Eltern: Ein Jahr Erziehungsurlaub ist nahezu abgelaufen. Niklas' Vater wird Hausmann, und seine Mutter wird wieder arbeiten gehen.

Entwicklungsstand: In der Grobmotorik entspricht die Entwicklung etwa der des 8. Monats, Selbstständigkeit, Spiel und Sprache der des 12. Monats; das Sozialverhalten hat ein Entwicklungsniveau wie von einem 14 Monate alten Kind.

Als Niklas 14 Monate alt ist, wird die Entwicklungsdiskrepanz zwischen großen und kleinen Bewegungen noch deutlicher. Selbst unter Berücksichtigung des korrigierten Alters bleibt eine Entwicklungsverzögerung in der Grobmotorik bestehen. Es wird vereinbart, dass er in der physiotherapeutischen, medizinischen und pädagogisch-psychologischen Frühgeborenen-Vorsorge-Beratung bleibt, bis das freie Gehen erlernt sein wird. Allerdings wird zunächst eine physiotherapeutische Pause eingelegt: Der Junge beginnt, sich gegen die Behandlung zu wehren. In regelmäßigen Abständen werden die Eltern die Physiotherapeutin aufsuchen, abwarten, wie ihr Sohn sich beim Behandlungsbeginn verhält, und aus dieser Situation heraus entscheiden, wann die

Physiotherapie zur Behandlung des Hypotonus, um das Bindegewebe zu kräftigen, fortgesetzt werden soll.

Ungünstig erweist sich für die Transporte der Buggy. Ein stabiler Sportwagen wird gekauft. Niklas kann sich dann in den Kniestand ziehen und über die Rückenlehne schauen. Im Rahmen seiner Möglichkeiten kann er viel eigenaktiver in der Karre die Sitzhaltung einnehmen.

Ende Mai 1991 meldet sich der Vater telefonisch, dass die Krankengymnastik wieder aufgenommen werden kann. Ein neuer Hausbesuch wird vereinbart. Am 18. 6. 1991 besuche ich Niklas wieder.

18. Lebensmonat

Diagnose und Verhaltensmerkmale: Gut gebesserte Hypotonie der Muskulatur des Oberkörpers und der Arme und Hände. Der Junge nutzt erstmals rechtes und linkes Bein aus der Vierfüßlerhaltung und bewegt sich durch die Wohnung in dieser Haltung. Es gelingt ihm mühelos, aus dem Vierfüßler-Knie-Stand durch Drehung über das Gesäß in die Sitzhaltung zu kommen.

Die Hypotonie wird durch die Pädiater als Folge einer Bindegewebsschwäche angesehen.

Niklas ist in der Lage, in einer Holzgitterschaukel sitzend, durch eigene Oberkörperbewegungen die angestoßene Schaukel in Gang zu halten. Ungeordnet werden Scheiben einer Ringpyramide auf einen Mittelstab dieses Spielzeugs aufgesetzt. Er beginnt ein gemeinsames Spiel mit einem gleichaltrigen Mädchen.

Frühpädagogische Empfehlungen: Niklas soll üben, einen Turm allmählich aus 10 Bausteinen aufeinander zu setzen. Rotes Bunt- und Klebepapier soll er in Streifen grober und kleiner reißen. Das gerissene Papier wird dann von den Eltern auf Papier zum Bild geklebt. Solche Konzentrationsübungen vermitteln dem Jungen Erfolgserlebnisse, um das bestehende Misserfolgserleben, noch nicht frei gehen zu können, zu kompensieren. Solche Spiele sind gut geeignet, wenn andere Kinder zu Gast sind, die ihm immer „davonrennen", denn er reagiert dann leicht aggressiv.

Die Eltern werden jetzt an zwei warmen Tagen ihren Sohn ungewindelt krabbeln lassen, um den Rhythmus des Einnässens zu beobachten. Gelegentlich soll Niklas dann zu den ermittelten Zeiten mit dem Rücken an das Brustbein der Bezugsperson gelehnt über der Toilette abgehalten werden.

Die Eltern werden eine Silben- und Wortliste anfertigen. Eine kleine Trommel mit Schlegeln wird zum rhythmischen Spiel eingeführt. Niklas übernimmt kleine Alltagsverrichtungen aus der Sitzhaltung am Tisch, z. B. Decken seines Essplatzes.

Es wurde vereinbart, dass die Eltern sich wieder melden, sobald es Neuigkeiten im Alltagsleben des Jungen gibt.

Mit 26 Lebensmonaten kann Niklas endlich frei gehen! Er isst allein. Er verrichtet kleine Aufgaben und beginnt, die Toilette zu benutzen. Niklas versucht sich zu waschen. Er lernte das Zähneputzen. Kleine Handlungsabläufe werden mit Puppen und Tieren gespielt; Formen werden eingepasst. Niklas beherrscht den Dreiwortsatz. Er bezeichnet sich mit „Ich" und spielt mit anderen Kindern. Vertraute Beziehungen zu einem immer größer werdenden Kreis von Erwachsenen werden geknüpft. Punkte, Striche und Wellenlinien werden die ersten kleinen Bilder.

Mit 29 Monaten läuft Niklas schnell, wenn auch noch etwas unsicher, auf ebenem und unebenem Boden. Niklas beherrscht den Mehrwortsatz und verwendet die Artikel „der, die, das". Fragen mit „was, wo, wer, wie" werden gestellt. Niklas beginnt, sein Verhalten willentlich zu steuern. Beliebte Spielzeuge sind reale Handwerkszeuge des Vaters, dem er gern beim Tischlern hilft.

Der dritte Geburtstag von Niklas steht bevor. Mit Buntstiften und herbstlichen Blättern hilft er seiner Mutter, die Einladungen zu gestalten. Ein Geschenk für ihn: täglich zwei Stunden in dem nahe gelegenen Kindergarten spielen zu können.

Im kommenden Frühjahr wird Niklas eine Schwester oder einen Bruder bekommen. Niklas' Eltern wünschen sich sehr Geschwister für ihn. Sie hoffen, dass die zweite Schwangerschaft weniger Sorgen und Ängste bringen wird. Die Familie kommt weiterhin mit Niklas zu Gesprächen, um Mut und Sicherheit zu finden, bis das erwartete Kind geboren wird. Nichts wünschen sie sich sehnlicher, als diese Zeit miteinander genießen zu können.

Niklas (8 ½ Jahre) und seine Familie – Hausbesuch in G. im März 1998:

Niklas gehört in der Schule zu den gleichmäßig guten Schülern und ist gut in die Klassengemeinschaft integriert. Eigentlich gibt es nur einen kleinen Schatten über der Familie, die angeborene Bindegewebsschwäche. Mit der zu frühen Geburt steht diese aber in keinem Zusammenhang.

Seit Niklas' Geburt bis zum heutigen Zeitpunkt zieht sich durch das Beratungsprogramm wie ein roter Faden die Sorge, je nach Entwicklungsstand alles zur Verhütung von sekundären Verhaltensstörungen wegen der anfänglich auch noch schwachen Muskulatur zu bedenken, ohne das Kind zu überfordern – die eigentliche Gratwanderung in der

Entwicklungsförderung unreifer Frühgeborener, deren geistig-seelische Entwicklung eben doch sehr häufig der körperlichen Reife vorauseilt. Von Anfang an war gerade unter diesem Aspekt gesehen die Zusammenarbeit mit der Physiotherapeutin gut. Gemeinsam setzten wir alles daran, passives Trainieren so gering wie möglich zu halten, indem Grundelemente der Krankengymnastik in die Alltagsbewegungen geschickt eingebaut wurden, und über diesen Weg wollten wir Niklas in seinem Selbst immer aktiver werden lassen.

Beim Schreiben und Malen drückt Niklas die Finger ungewöhnlich stark durch mit überstreckten Fingergelenken. Niklas übt nun:

- Mit halbrunden Handhaltungen Bälle zusammendrücken
- Hanteln stemmen
- Zitronen mit den Händen auspressen
- Das Wichtigste aber, selbst zu beobachten, ob die Finger überstreckt sind und sich zu bemühen, sich selbst zu korrigieren. Zuerst bringt er den Daumen in die richtige Haltung, dann ziehen die anderen Finger leicht nach.

Für die Körpersicherheit und als gleichzeitiges Training der schwachen Muskulatur erweist sich Inlinerfahren als besonders günstig. Die ganze Familie fährt, und es ist ein toller Freizeitspaß.

Niklas absolviert ein Schulpraktikum im Zoo in R. Er möchte gern Tierarzt werden.

Nachtrag: Tatsächlich absolviert er dann eine Ausbildung zum Technischen Biologieassistenten, die er im Sommer 2011 beendete.

Auf einem Symposion einer neonatologischen intensivmedizinischen Abteilung im Frühherbst 2010 in R. hält Niklas, nun 22 Jahre alt, einen Vortrag. Überzeugend schildert er sein eigenaktives, diszipliniertes Muskel-Erhalt-Training; jeden Morgen vor Dienstbeginn wird es konsequent durchgeführt, wohlwissend, dass sonst die Hypotonie der Muskulatur seine Lebensqualität sehr beeinträchtigen würde. Niklas stellt seine Freundin vor und verbreitet neben den wissenschaftlichen Berichten viel Freude.

Was wurde aus meinen Kindern? – Ein Nachwort

Karla wurde Musiklehrerin. Sie ist verheiratet und hat zwei gesunde Töchter geboren, die nun auch schon erwachsen sind und Berufe haben.

Albrecht wurde klassischer Musiker. Er heiratete seine Studentenliebe Friederike. Albrecht brauchte nach der Geburt mehr Hilfe für den Lebensstart. Er war zarter und unreifer als seine Schwester. Eine kleinere Schuhgröße hat er nun ganz einfach behalten. Albrecht und Friederike haben inzwischen zwei Kinder, einen Sohn und eine Tochter. Beide besuchen das Gymnasium.

Entwickeln sich zu früh Geborene gut, wenn auch langsamer, so wird bald das anfänglich Unerwartete vergessen sein. Für eine größere Zahl dieser Kinder, besonders für sehr unreife Frühgeborene, werden bereits während des Klinikaufenthaltes frühpädagogische Empfehlungen notwendig. Individuelle, gemeinsam mit den Eltern und dem betreuenden Personal in kleinen Schritten angelegte, entwicklungspsychologisch orientierte Programme helfen, Entwicklungsschwierigkeiten vorzubeugen.

Kinderkliniken mit Intensivstationen und Perinatalzentren für Früh- und Neugeborene sollten eine ambulante neonatologische Nachsorge für Familien mit zu früh geborenen Kindern durch ein gut zusammenarbeitendes Team von Ärzten, betreuendem Personal, Physiotherapeuten, Pädagogen und Psychologen als Langzeit-Familienberatung ermöglichen. Die Langzeitfamilienberatung bereitet Genesungs- und Erholungskuren für diejenigen Mütter mit schwersten, lebensbedrohlichen Erkrankungen, die letztlich zu den sehr viel zu frühen Entbindungen führten, vor.

Ich hoffe und wünsche, dass die Ausführungen in diesem Buch für Eltern zu früh und Risiko geborener Kinder manchen Hinweis geben können, Unterstützung oder Hilfe zu finden.

Hochachtungsvoller Dank gebührt meiner Schwester, Frau Uta Kamin (†). Sie lehrte mich, schwerstmehrfachbehinderte Kinder zu verstehen. Herzlich danke ich den vielen Eltern und allen Kinderkrankenschwestern, die mir in all den Jahren praktischer Arbeit in Rostock und Bielefeld begegneten, wissenschaftliche Arbeit erlaubten, über die Kinder berichteten und halfen, dieses Buch zu schreiben. In nahezu 20 Jahren erfuhr ich Begleitung durch Herrn Professor Dr. med. Otwin Linderkamp, ich danke ihm herzlichst. Ratgebung erfuhr ich durch Herrn Dr. med. Seeliger, leitender Oberarzt der Abteilung für Neonatologie und Neonatologische Intensivmedizin des Klinikums Südstadt Rostock – danke. Die Verwirklichung dieser Auflage erhielt eine Bereicherung durch das Kennenlernen des extrem unreifen, sehr kleinen L. G. Dafür danke ich der Frühförderstelle des DRK Rostock. Für Ermutigung habe ich Herrn Dr. med. Tilman Köhler, Leiter der interdisziplinären kinderorthopädischen Sprechstunde am Kinderzentrum Mecklenburg (in Schwerin) zu danken. Sehr geehrtes Team des Ernst Reinhardt Verlages – ich sage „danke".

Edith Müller-Rieckmann

Fachbücher, die helfend weiterführen können

Bissegger, M. (2000): Grenzerfahrungen bei frühgeborenen Kindern und ihren Müttern. Kairos: Beiträge der Musiktherapie. Bern: H. Huber

Brambring, M. (2000): Lehrstunden eines blinden Kindes. Entwicklung und Frühförderung in den ersten Lebensjahren. 2. Aufl. München/Basel: Ernst Reinhardt

Frostig, M. (1999): Bewegungserziehung 6. Aufl. München/Basel: Ernst Reinhardt

Gäng, M. (Hrsg.) (2003): Ausbildung und Praxisfelder im Heilpädagogischen Reiten und Voltigieren. 3. Aufl. München/Basel: Ernst Reinhardt

Jarms, L. (1997): Wie die Seele entsteht. Heidelberg: Mattes

Nöcker-Ribaupierre, M. (Hrsg.) (2003): Hören – Brücke ins Leben. Musiktherapie mit früh- und neugeborenen Kindern. Göttingen: Vandenhoeck & Ruprecht

Papoušek, H., Papoušek, M. (1985): Der Beginn der sozialen Interaktion nach der Geburt. Mon. Schr. Kinderheilkunde 133, 425–429

Schwarzbach, B. (2004): Informationstafeln zur infantilen Cerebralparese. Mainz: Hoffmann

Young, J. (1997): Frühgeborene – fördern und pflegen. Berlin: Ullstein Mosby

Fremdworterklärungen und Abkürzungen

Abort nicht lebensfähige Frühgeburt; früh im ersten Trimester der Schwangerschaft, spät im zweiten Trimester der Schwangerschaft (Übergang 23./24. Schwangerschaftswoche); kann 2–3 Minuten gelebt haben
Acidose Krankhafte Erhöhung des Säuregehaltes im Blut
adäquat angemessen
Adaptation Anpassungsvermögen des Organismus an besondere Situationen
akut plötzlich, unerwartet
Alveolen Kleine Hohlräume, Lungenbläschen
Anämie Verminderung des roten Blutfarbstoffes und der roten Blutkörperchen
Apgar-Test Untersuchungsschema zur Prüfung des klinischen Zustandes des Neugeborenen
Apnoen Atempausen
Asphyxie Atemstillstand, Sauerstoffmangel
Aspiration Flüssigkeiten und feste Stoffe dringen in die Luftröhre und in die Lunge ein
Auge-Hand-Koordination Zusammenspiel (Handlung) zwischen Wahrnehmung der Augen und der Aufgabe der Hände (z. B. zielgerichtet zu greifen)

Ballard-Test Untersuchungsschema zur Prüfung des Reifezustandes von Frühgeborenen. Neuer Ballard-Test zur Bestimmung der Reife von Frühgeborenen unter 28 SSW
Bewegungsspiele entwickeln sich aus den körperbezogenen Funktionsspielen
Bilirubin gelblich-rötlicher Farbstoff der Galle
Bobath-Methode Methode zur Behandlung und Frühförderung von bewegungsbehinderten Kindern, begründet von B. und K. Bobath
Bradycardie Herzrhythmusstörungen mit Abfall der Herzfrequenz unter 60/min
Braille-Schrift Louis Braille, Frankreich (1809–1852), erblindete mit 3 Jahren, entwickelte aus 6 Punkt-Buchstaben die Blindenschrift
Bronchopulmonale Dysplasie multifaktoriell bedingte chronische Lungenerkrankung, die vermutlich erst nach einer Beatmungszeit von mehr als 6 Tagen entsteht

CPAP ist eine Beatmungsform, die die Spontanatmung mittels eines dauerhaften Überdruckes kombinierend begleitet

Diagnose-Förder-Klasse (DFK) Die Einschulung erfolgt an einer normalen Grundschule. Das erste Schuljahr wird bei bestehenden, aber aufholbaren Entwicklungsverzögerungen in zwei Schuljahren mit gestaffeltem Lerntempo und sich erweiterndem Stoffumfang absolviert

Ductus arteriosus, re.-li. shunt Verbindung zwischen Lungen- und Körperschlagader, die vor der Geburt den Blutfluss an der Lunge vorbeileitet. Bei Frühgeborenen bleibt der Ductus häufig offen und führt dann zum Rückstrom des Blutes in die Lungen (rechts oder links), sodass die Lunge überflutet wird
Dysplasie Fehlentwicklung von Wachstumsformen (Zellen, Gelenke, Organe)
Dysregulation Regulationsstörungen in einem bestimmten System des Körpers
Dystrophie Mangelernährung, z. B. des Kindes vor der Geburt

Effektivität tatsächliche Nutzleistung und Wirksamkeit
Embryo im Anfangsstadium der Entwicklung befindliche menschliche Leibesfrucht (erste drei Monate)
Emotionalität die Art und Weise gefühlsmäßiger Beteiligung an etwas; positiv oder negativ gerichtete Gefühle
Enzyme in Zellen gebildete Wirkstoffe zur Regulierung des Stoffwechsels
Ethik philosophische Disziplin, die sich (mit wissenschaftlichen Mitteln) mit Fragen zu Werten, Verantwortung und Moral beschäftigt
Eutrophie normales Gewicht für Gestationsalter
extrauterin außerhalb der Gebärmutter, hier auch: nach der Geburt
Extravertiertheit nach außen gerichtetes seelisches Erleben

Fixierungen starkes Festhalten an bestimmten Handlungen, was Leistungsbeeinträchtigungen zur Folge haben kann
Fötus/Fetus menschliche Leibesfrucht von 4–9 Schwangerschaftsmonaten
Frühgeborenenretinopathie Unter- bzw. Überversorgung der Netzhäute der Augen mit Sauerstoff führt zur Veränderung der Blutgefäße im Auge mit der Folge der Zerstörung des Netzhautgewebes, was Sehstörungen bis zur Erblindung bewirkt
Frühgeborenes vor vollendeten 37 Schwangerschaftswochen geborenes Neugeborenes
Funktionsspiele erste kindliche Spiele mit dem eigenen Körper. (1) Körperbezogenes Spiel: manipulieren. (2) Gegenstandsbezogenes Spiel: hantieren mit Gegenständen

Gestationsalter Zeitpunkt der jeweils erreichten Schwangerschaftswoche und des jeweiligen Tages innerhalb der begonnenen Schwangerschaftswoche (SSW)
GGW Geburtsgewicht

Habilitation Erwerb von Fähigkeiten durch Lernen, was die Integration des zu früh geborenen Kindes in die Familie erleichtert
Hellp-Syndrom (**h**aemolysis, **e**leavated **l**iver functiontest, **l**ow **p**lated counts) noch weitgehend unerforschte chronische oder akute Oberbauchbeschwerden, i. d. R. mit Funktionsstörungen der Leber einhergehend; erfordert Kaiserschnitt zur Lebensrettung der Mutter
Hydrozephalus vermehrte Wasseransammlung in den vier Hirnkammern des menschlichen Gehirns
Hyperbilirubinämie zu viel gelbbrauner bis rötlicher Farbstoff der Galle im Blut
Hypermotorik besondere motorische Aktivität im Sinne von zu viel an Bewegungen; auch Bewegungsunruhe, gepaart mit schlecht gesteuerten Gefühlsprozessen; ursächlich meist leichte Störungen der Hirnfunktionen

Hypersensibilität Überempfindlichkeit
Hypoglykämie zu wenig Blutzucker
Hyposensibilität Unterempfindlichkeit
Hypothermie Absinken der Körpertemperatur/Auskühlung
Hypotension niedriger Blutdruck
Hypotonie (1) verminderter Blutdruck, (2) verminderte Muskelspannung
Hypotrophie unterdurchschnittliche Größenentwicklung, Gewicht unter der Norm für das Gestationsalter

ineffizient unwirksam
Inkubator Brutkasten für Frühgeborene
Integration Eingliederung, z. B. des zu früh geborenen Kindes in die Familie/Gesellschaft
Interaktion Wechselbeziehungen zwischen mehreren Personen
interdisziplinär mehrere Fachgebiete betreffend
intrauterin innerhalb der Gebärmutter

kardiopulmonale Reanimation Wiederbelebungsversuche mit bestimmten Techniken im Bereich des Brustkorbes
Konstruktionsspiele Spielhandlungen, die z. B. dem Turmbau vorausgehen, entwickeln sich aus den gegenstandsbezogenen Funktionsspielen
Konzentration die Fähigkeit, sich mit einem Gegenstand intensiv zu beschäftigen, in Verbindung mit visuellem, auditivem, motorischem Aufmerksamkeitsverhalten
Kooperation Zusammenarbeit
Koordinierung geordnetes Zusammenspiel mehrerer Vorgänge

Lanugo feines, wolliges Haarkleid, das den Fötus bedeckt

Mekonium erste Darmentleerungen eines Neugeborenen; Kindspech

Nekrotisierende Enterokolitis Störung der mikroskopisch feinen Zirkulation des Darms; führt zum Absterben von Zellen und zum Zerreißen des Darmgewebes
Neonatologie Zweig der Kinderheilkunde, der sich mit gesunden und kranken Neugeborenen befasst
Neurologie Lehre von den Funktionen und Erkrankungen des zentralen und entfernten Nervensystems des Menschen

Ohr-Hand-Koordination Zusammenspiel (Handlung) zwischen der Wahrnehmung der Ohren und der Aufgabe der Hände, z. B. zielgerichtet zu greifen
Opistotonushaltung Überstreckung der Halswirbelsäule, Kopf ist nach hinten weggedrückt
orafaziales System Zusammenwirken der Mund- und Gesichtsnerven
Osteopathie entwickelt von Andrew Taylor Still, sanfte, ganzheitliche und auch reflektorische Methode zur Auflösung von Disharmonien der Körpermechanik

Perfusor Pumpe zum Transport von Flüssigkeiten
perinatal Zeitraum kurz vor der Geburt, während der Geburt und kurz nach der Geburt betreffend
Perinatalzentrum Geburtsklinik und Neugeborenen-Intensivmedizin im gleichen Haus

Perinatologie Teilgebiet der Kinderheilkunde, dessen Schwerpunkte alles einbegreifen, was um den Zeitpunkt der Geburt Mutter und Kind betrifft
periventrikuläre Leukomalazie Schädigung der weißen Substanz im Gehirn durch Absterben von Hirnzellen in der Nähe der beiden Seitenkammern des Hirnwasserraumes
Perzentile eine Messlatte in Kurvenform, die es ermöglicht, Körpergröße, Gewicht, Kopfumfang und Alter eines Kindes auf ein regelrechtes Verhältnis zu prüfen und eine Wachstumskontrolle normgerecht vorzunehmen
Plazenta Mutterkuchen
Plazentainsuffizienz Störungen im Mutterkuchen, die eine Mangelernährung des Embryos/Fötus bewirken
postnatal Zeitraum etwa ab der Geburt
pränatal Zeitraum von der Befruchtung bis zum Beginn der Geburt
Prävention vorbeugen, vorbeugend therapieren
Prognose Voraussage
Psychomotorik Ausdruck eines bestimmten seelischen und geistigen Zustandes einer Person in ihrem Bewegungsleben (Bewegungsverhalten)
psychosozial Ausdruck eines bestimmten seelischen und geistigen Zustandes einer Person, in seiner Art und Weise von zwischenmenschlichen Beziehungen abhängig (Sozialverhalten)
Resorption Aufnahme gelöster Stoffe in die Blutbahn
Retinopathia praematurorum s. Frühgeborenenretinopathie
Rhythmus gleichmäßige, periodisch wiederkehrende Bewegung, periodisch wiederkehrende natürliche Vorgänge
Schmerz geänderte neuronale Aktivität, die durch Noxen (Einflüsse, z. B. Stoffwechselprodukte, Medikamente, Verletzungen) ausgelöst wird; Schmerz zeigt an, dass etwas nicht in Ordnung ist. Es gibt akuten Schmerz und Dauerschmerz
Schock Versagen des Kreislaufs
Sectio caesarea operative Entbindung (Kaiserschnitt)
Sozialisation Prozess der Einordnung/Eingliederung des Einzelnen in die Gemeinschaft; Erlebens- und Verhaltensbildung unter dem Einfluss von Gemeinschaft
SSW Schwangerschaftswoche
Surfactant Fette und Eiweißkörper, die das erste Entfalten der Lungenbläschen nach der Geburt erleichtern, sie sind oberflächenaktive Substanzen in der Lunge und überlebenswichtig
Symptome Krankheitszeichen
Teilleistungsstörungen geminderte Leistungsfähigkeiten in begrenzten Funktionsbereichen
Temperament angeborene Merkmale der Geschwindigkeit und der Stärke seelischer Prozesse auf Reize, die Art und Weise des Reagierens des Verhaltens, was einen Verhaltensstil bewirkt
Temperatur des menschlichen Körpers beträgt im Mittel 37°C; entsteht und wird reguliert durch das Zentralnervensystem im Zusammenspiel mit dem Vegetativen Nervensystem, den inneren Organen, der Haut, den Schweißdrüsen und dem Blut. Temperaturänderungen zeigen Störungen von außen oder innen an

Tetraparese vom Zentralnervensystem ausgehende, schlaffe oder versteifende Lähmung beider Arme und beider Beine
Therapie Kranken-, Heilbehandlung
Thorax Brustkorb
Uterus Gebärmutter
Variabilität Veränderlichkeit, Verschiedenartigkeit
Vertikalisation ist der Prozess des Aufrichtens des Oberkörpers aus der vorgeburtlichen Zeit bis hin zum aufrechten Stand als Grundposition des Menschen
Vestibularis ist ein Nervenstrang des zweiteiligen 8. Hirnnervs und zuständig für das Gleichgewichtssystem
Vojta, V. Begründer der Vojta-Therapie zur Behandlung von Säuglingen mit zerebralen Bewegungsstörungen/Zerebralparesen

Wärmebett ein normales Kinderbett für Frühgeborene mit einer bis zu 37 °C beheizbaren Unterlage; die Wärmeregulierung wird in Abhängigkeit von den Temperaturverhältnissen des Kindes vorgenommen; bleibt die Körpertemperatur des Kindes ohne Wärmezufuhr konstant, kann das Frühgeborene das Wärmebett verlassen

Zentral-Nervensystem System von Großhirn, Kleinhirn und verlängertem Mark
Zerebralparese vom Zentralnervensystem ausgehende Lähmungen unterschiedlichen Ausmaßes mit schlaffer oder sich versteifender Muskulatur; mögliche Formen: Halbseitenlähmung, doppelkörperseitige Lähmung, Lähmungen, bei denen beide Arme und beide Beine betroffen sind

Literatur

Als, H. (1998): Developmental Care in the Newborn Intensive Care Unit. Current Opinion in Pediatrics IO, 138–142 (1999): Reading the Preterm Infant. In: Goldson, E. (Hrsg): Nurturing the Premature Infant: Developmental Interventions in Newborn Intensive Care. Oxford University Press, London, 18–85

Apgar, V., James, L. S. (1962): Further Observations on the Newborn Scoring System. Am. J. Dis. Child 104, 419–428

Ayres, A. J. (1984): Bausteine der kindlichen Entwicklung. Berlin: Springer

Bayley, N. (1933): Mental Growth during the First Three Years; A Developmental Study of 61 Children by Repeated Tests. Genetic Psychology Monographs 14, 1–87

Bayley, N. (1956): Comparisons of Mental and Motor Test Scores for Ages 1–15 Months by Sex, Birth Order, Race, Geographical Location and Education of Parents. Child Development 36, 379–411

Bayley, N. (1969): Bayley Scales of Infant Development Mammal. The Psychological Corporation. New York

Bayley, N. (1993): Bayley Scales of Infant Development II

Berg, E. (1980): Das Normalisierungsprinzip. Vortrag Kopenhagen und Eisenach

Bernsau, U. (1998): Die pränatalen Aufgaben des Neonatologen bei der Frühgeburt. Symposium Frühgeburt und Frühgeborene. Autorenreferat, Universität Rostock

Bissegger, M. (2000): Grenzerfahrungen bei frühgeborenen Kindern und ihren Müttern. Kairos: Beiträge zur Musiktherapie in der Medizin. Bern: H. Huber

Bobath, B., Bobath, K. (1983): Die motorische Entwicklung bei Cerebralparesen. Stuttgart: Thieme

Böttcher, R. (1989): Die Entwicklung in aufrechter Haltung bis zum sicheren Laufen. Bonn: Rheinische Friedrich-Wilhelms-Univ., Diss.

Brandt, I. (1978): Growth Dynamics of Low-Birth-Weight. Infants with Emphasis on the Perinatal Period. A comprehensive treats. Second, New York: Edition. Vol. 1, Plenum Publishing Corporation

Brandt, I. (1983): Griffiths-Entwicklungsskalen (GES), Zur Beurteilung der Entwicklung in den ersten beiden Lebensjahren. Weinheim: Beltz

Brandt, I. (1984): Früherkennung geistiger Behinderung im Säuglingsalter – Ergebnisse einer Längsschnittstudie. In: Dudenhausen, J. W., Saling, E. (Hrsg.): Perinatale Medizin, Bd. X. Stuttgart: Thieme, 94–96

Brandt, I. (1984): Frühdiagnose von Retardierungen im Säuglingsalter. Der Kinderarzt 15, 1311–1314

Briel, P. (1988): Die Entwicklung des koordinierten Kriechens bei Reif- und Frühgeborenen unter besonderer Berücksichtigung interindividueller Unterschiede. Rheinische Friedrich-Wilhelms-Univ. Bonn, Diss.
Bürgin, D. (1984): Über einige Aspekte der pränatalen Entwicklung. In: Nissen, G. (Hrsg.): Psychiatrie des Säuglings- und frühen Kindesalters. Bern: Huber

Callensee, W. (1990): Der schreiende junge Säugling. Haus-Marsaille Kinder- und Jugendmedizin, 40 H 4, 549–552
Castillo-Morales, R., Molina, G., Limbrock, J. (1995): Primäre Zungerbewegungen. In: Sozialpädiatrie und kinderärztliche Praxis, 17. Jg., 33–35
Chamberlain, D. (2001): Woran Babies sich erinnern. München: Kösel

Eckel, K. (1980): Der Anteil der Sinnesphysiologie an der menschlichen Hörwelt. In: Harrer, G. (Hrsg.): Grundlagen der Musiktherapie und Musikpsychologie. Jena: Fischer, 16–28
Ernst, B. (1983): Grundsätze der neuromotorischen psychologischen Entwicklungsdiagnostik. Beziehungen zwischen posturaler Reaktibilität und psycho-motorischer Entwicklung (im ersten Lebensjahr). Stuttgart: Enke
Esser, G. (1994): Teilleistungsschwächen. Frühförderung interdisziplinär 13, 49–60
Eulitz, R. (1984): Zum Umgang mit der Diagnose: Normalentwicklung. Paediatrie und Grenzgebiete 23, 255–257

Fetzner, A. (1987): Die neurologische und psychomotorische Entwicklung von langzeitbeatmeten Frühgeborenen mit bronchopulmonaler Dysplasie. Tübingen: Eberhard-Karls-Univ., Diss.
Flehmig, I. (1983): Normale Entwicklung des Säuglings und ihre Abweichungen. 2. Aufl. Stuttgart: Thieme
Frank, C., Linderkamp, O., Pohlandt, F. (2005). In: Voss, H. (Hrsg.): Frühgeborene optimal ernähren und pflegen. Mainz: Kirchheim und Co.
Friese, K. (1998): Therapie der drohenden Frühgeburt. Symposium Frühgeburt und Frühgeborene. Autorenreferat, Universität Rostock
Friese, K., Plath, C., Briese, V. (Hrsg.) (2000): Frühgeburt und Frühgeborenes. Eine interdisziplinäre Aufgabe. Berlin: Springer
Frostig, M. (1999): Bewegungserziehung. 6. Aufl. München/Basel: Ernst Reinhardt
Frostig, M., Amatruda, C. S. (1967): Developmental Diagnosis. New York: Harper u. Ro

Gierten, A. M. (1988): Sequenz von Entwicklungsmeilensteinen bei Frühgeborenen und Reifgeborenen. Beeinflussende Faktoren. Bonn: Rheinische Friedrich-Wilhelms-Univ., Mediz. Fak., Diss.
Glass, J.D., Avery, G.B., Subramanian, K.N.S., Keys, M.P., Sostek, A.M., Freindley, D.S. (1985): Effect of Bright Light in the Hospital Nursery on the Incidence of Retinopathy of Prematury. The New England Journal of Medicine 313, 401

Gleiss, I. (1960): Zum Schicksal von 188 Frühgeborenen mit Geburts- und Minimalgewichten unter bis einschließlich 1000 g. Zugleich ein Beitrag zur Frühgeborenen-Encephalopathie. Kinderheilkd. 84, 292–307
Gleiss, I. (1966): Das Frühgeborenenproblem unter besonderer Berücksichtigung des frühkindlichen Hirnschadens. In: Elerz, R., Hüter, K. A. (Hrsg.): Die Prophylaxe frühkindlicher Hirnschäden. Stuttgart: T Fak., 165–183
Grossmann, K. (1989): Das kindliche Erleben von Schmerz – die Rolle der Familie. Kinderarzt 20, 1400–1411
Grossmann, K., Grossmann, E. (2012): Bindungen – das Gefüge psychischer Sicherheit, 5.Aufl. Stuttgart: Klett-Cotta

Hadders-Algra, Prechtl, H. F. R., Sontheimer, D. (1992): Postnatale Veränderungen von Bewegungsmustern der Spontanmotorik. Autorenreferat, Universitätskinderklinik Heidelberg
Hansen, K., Gastinger, A. (1988): Nutzen und Grenzen einer Entwicklungsdiagnostik im 1. Lebensjahr aus entwicklungspsychologischer Sicht. Stellungnahme zu pädiatrischer Praxis 36, 19–25, Pädiatrische Praxis 37, 187–188
Haslam, D. (1985): Schlaflose Kinder, unruhige Nächte. Wenn Kinder nicht schlafen können. München: Kösel
Hellbrügge, T. (1985): Physiologie und Pathologie der kindlichen Sozialentwicklung aus kinderärztlicher Sicht. Mon. Schr. Kinderheilkd. 133, 429–436
Herron, R. E., Sutton-Smith, G. (Hrsg.) (1971): Child's Play. New York: J. Wiley
Hetzer, H. (1970): Entwicklungstestverfahren. Weinheim: Beltz
Hoppe-Graff, S. (1989): Die Tagebuchaufzeichnung: Plädoyer für eine vergessene Form der Längsschnittbeobachtung. In: Keller, H. (Hrsg.): Handbuch der Kleinkindforschung. Berlin: Springer
Huke, F. (1984): Neurologische Befunde bei neugeborenen Kindern. Gießen: Justus-Liebig-Univ., Mediz. Fakultät

Iben, G. (1975): „Abweichende" und „defizitäre" Sozialisation. In: Claussen, J. A. (Hrsg.): Socialization and Society. Boston: Little, Brown, 73–129

Janson, M., Gillig, B. (1987): Die körperliche, motorische und intellektuelle Entwicklung von proportionierten und disproportionierten Mangelgeborenen. Ulm, Universität, Medizinische Fakult

Karch, D., Michaelis, R., Rennen-Allhoff, B., Schlack, H. G. (1989): Normale und gestörte Entwicklung. Berlin: Springer
Keller, M., Simbrunner, G. (2007): Neurophysiologie der menschlichen Hirnentwicklung. In: Kaufmann, L., Nuerk, H.-C., Konrad, K., Willmes, K. (Hrsg.): Kognitive Entwicklungsneurophysiologie, Göttingen: Hogrefe
Kiphard, E. J. (2006): Wie weit ist ein Kind entwickelt? Dortmund: Modernes Lernen
Kleinert, K., Stoll, S. (1983): Aussagefähigkeit neurologischer Untersuchungen bei Risikokindern im ersten Lebensjahr. Rostock: Univ., Mediz. Fakultät

Kleinfeld, B., Köhler, T. (2011): Zur Rolle der Wahrnehmung in der Vertikalisation und Imitierung alltagsnaher Ausgangsstellungen bei entwicklungsgestörten Kinder, Workshop zum 16. Bundeskongress Frühförderung, Berlin 2011. In: Gebhard, B., Hennig, B., Leyendecker, C. (Hrsg.): Interdisziplinäre Frühförderung exklusiv-kooperativ-inklusiv. Stuttgart: Kohlhammer
Kollmann, W. (1991): Ethik in der Neonatologie. Frühgeborenenbetreuung – Eine ethische Herausforderung an den Neonatologen. Deutsche Krankenpflegezeitschrift 7
Krägelo-Mann (1992): Autorenreferat Spastische Tetraparese – Eine typische Erkrankung des ehemaligen Frühgeborenen. Jahrestagung der badischen und württembergischen Landesverbände des Berufsverbandes der Kinderärzte Deutschlands e.V.
Krägelo-Mann (1986): Psychotherapeutische Elternarbeit als notwendige Ergänzung der Frühtherapie. Soz. pädiatr. Prax. Klin. 8, 110–115

Largo, R. H. (2010): Babyjahre. Die frühkindliche Entwicklung aus biologischer Sicht. Das andere Erziehungsbuch. München: Piper
Linderkamp, O. (2004): Individuelle, stressarme Betreuung Frühgeborener in der Klinik. Gynäkol. Praxis 29, 17–26
Linderkamp, O. (2005): Das Frühgeborene – der Fetus in der Intensivstation. In: Krens, I., Krens, H. (Hrsg.): Grundlagen einer vorgeburtlichen Psychologie. Göttingen: Vandenhoeck & Ruprecht, 106–122
Lorenz, B. (2008): Aktuelle augenärztliche Aspekte der akuten Retinopathia praematurorum. Ophthalmologe, Springer Medizin Verlag (online publiziert 28. November 2008)

Manzke, H. (1984): Entwicklungsprognose von Kindern mit perinatalen Risikofaktoren: Ergebnisse aus der Prospektiven Untersuchungsstudie „Schwangerschaftsverlauf und Kindesentwicklung". Stuttgart: G. Fischer
Markovich, M., Müller-Rieckmann, E. (1993): Sanfte Pflege – spielende Pflege. Autorenreferat für Hebammen. Wismar
Möckel, E., Mitha, N. (Hrsg.) (2005): Handbuch der pädiatrischen Osteopathie. Hamburg: Standing Order, KIH Fachbuch
Müller-Rieckmann, E. (1980): Bedeutung und Möglichkeiten der rehabilitativen Bewegungserziehung. Berlin: Humboldt-Universität
Müller-Rieckmann, E. (1987): Ergebnisse zur Frühförderung von Säuglingen und Kleinkindern mit Eltern durch ein Klinik-rehabilitatives Rahmenprogramm. Unver. Diss., Universität Rostock
Müller-Rieckmann, E. (1989): Möglichkeiten der komplexen Entwicklungsdiagnostik und Entwicklungsberatung von Frühgeborenen mit Geburtsgewichten unter 1501 g (VLBW-infants). Autorenreferat, Universität Rostock
Müller-Rieckmann, E. (1992): Modell zur präventiven Frühförderung mit Eltern mit risikobelasteten und behinderten Säuglingen und Kleinkindern. Ein Rahmenprogramm für stationäre Betreuung und ambulante Vorsorge. Bielefeld, Universität (Schriftenreihe des SFB 227), überarb. Diss.
Müller-Rieckmann, E. (2012): Wissenschaftlicher Vortrag „Musische Entwicklung und Entfaltung zu früh und Risiko geborener Kinder" in Vorbereitung eines wiss. Symposions „Musikalität bei Blinden und Sehbehinderten", HMT Rostock

Nissen, G. (1984): Psychiatrie des Säuglings- und des frühen Kleinkindalters. 2. Aufl. Bern: Huber
Newton, G., Levine, S. (Hrsg.) (1968): Early Experience and Behavior. The Psychobiology of Development. Springfield: Thomas
Nöcker-Ribaupierre, M., Zimmer, M.-L. (2004): Frühförderung frühgeborener Kinder mit Musik und Stimme. München/Basel: Ernst Reinhardt

Papke, C. (2012): Bildnerisches Tätigsein und die deutsche Sprache inklusiv miteinander verknüpft, Staatsexamensarbeit Sonderpädagogik/Germanistik
Papoušek, H., Papoušek, M. (1985): Der Beginn der sozialen Interaktion nach der Geburt. Mon. schr. Kinderheilkd. 133, 425–429
Papoušek, H., Papoušek, M. (1991): The Meanings of Melodies in Tone and Stress Language. Infant Behavior and Development 14, 415–550, Journal of the American Medical Association 284, 1939–1974
Porz, F. (2003): Case-Management in der Nachsorge bei Früh- und Risikoneugeborenen. In: Porz, F., Erhard, H. (Hrsg.): Case-Management in der Kinder- und Jugendmedizin. Stuttgart: Thieme, 31–34
Prechtl, H. F. R. (1953): Über die Kopplung von Saugen und Greifreflex beim Säugling. Naturwissenschaften 40, 12–15
Prechtl, H. F. R. (1972): Entwicklungsscreening: von einem Dilemma ins andere. Pädiatr. Prax. 11, 392–393

Ramsauer, B. (2012): Spätabort und extreme Frühgeburt. Gynäkologie 2012. 45: 527–532, Springer Verlag (online publiziert 2012)
Rantzau, M. von (1985): Die frühkindliche hypoxische Schädigung. Asphyxie und Atemnotsyndrom in ihrer Bedeutung für die motorische, sensorische und psychosoziale Entwicklung von Kleinkindern unter Berücksichtigung milieureaktiver Einflüsse. Lübeck: Mediz. Universität, Diss.
Reuter, G. (1988): Entwicklungsdiagnostische Untersuchung Eutropher Frühgeborener im Kindesalter mit dem „Denver Developmental Screening Test". Ehingen: Univ. Ulm, Mediz. Fakultät, Diss.
Ritter, G. (1988): Die zwischenmenschliche Beziehung in der Bewegungsbehandlung. Zur krankengymnastischen Arbeit mit dem Säugling. Stadthagen, Bernhard-Pätzold
Rohmann, E. et al. (1988): Zur Entwicklungsprognose von Frühgeborenen mit einem Geburtsgewicht unter 1500 g. Univ. Rostock, N-Reihe 38 1 13–14 (=Diss. von F. und C. Ruhnau)
Ruickoldt, M. (2012): Zur musischen Entwicklung sehr unreifer Frühgeborener mit retinopathia praematurorum, Staatsexamensarbeit in Vorbereitung, Sonderpädagogik/Musik Universität Rostock

Schwarzbach, B. (2004): Informationstafeln zur Infantilen Cerebralparese. Mainz: Hoffmann
Sontheimer, D. (1992): Autorenreferat Beurteilung der Spontanmotorik im Hinblick auf die motorische Entwicklung. Jahrestagung der badischen und württembergischen Landesverbände des Berufsverbandes der Kinderärzte Deutschlands e.V., Heidelberg

Strassburg, H.-M. (2012): Schreckensszenarien. In: Bild der Wissenschaft 1/2011, 63

Straßmeier, W. (2011): Frühförderung konkret. 260 lebenspraktische Übungen für unterrichtsverzögerte und behinderte Kinder. 7. Aufl. München/Basel: Ernst Reinhardt

Teberg, A. J., Wu, P. Y., Hodgman, J. E., Mich, C., Garfinkle J., Azen S., Wingert W. A. (1982): Perinatale Komplikationen und Spätfolgen bei Frühgeborenen mit einem Geburtsgewicht unter 1500 g. In: Huch, A., Huch, R., Duc, G., Rooth, G. (Hrsg.): Klinisches Management des kleinen Frühgeborenen (< 1500 g). Geburtshilfliche und neonatologische Aspekte. Internationales Symposium Zürich. Stuttgart: Thieme

Trogisch, J., Trogisch, U. (1977): Sind Förderungsunfähige nur Pflegefälle? Z. ärztl. Fortbild. 71, 720 – 722

Vater, W., Bondzio, M. (1981): Vom ersten Laut zum ersten Wort. Bonn: Reha-Verl.

Viehweg, B. (1998): Sächsische Perinatalerhebung. Symposium Frühgeburt und Frühgeborene. Autorenreferat, Universität Rostock

Wambach, B. (1992): Die Eltern frühgeborener Kinder – Möglichkeiten und Grenzen der pädagogischen Begleitung. Dipl. Arbeit, Universität zu Köln, Fachbereich Heilpädagogik (unveröff.)

Westphal, B. (1983): Entwicklungsneurologische Untersuchungen an Frühgeborenen und hypotrophen Neugeborenen bis zum 18. Lebensmonat. Rostock, Univ., Med. Bereich, Diss. A

Leseprobe aus

Angelika Pollmächer / Hanni Holthaus:
Auf einmal ist alles anders!

Gabriele K.-Sch.: »Freiwillig hatte ich nie „Hier" geschrien, als es um die Verteilung von Kindern mit Behinderung ging. Ich hätte mir auch nie zugetraut, damit fertig zu werden. Aber jetzt, nahezu vierzig Jahre später, muss ich sehen, dass mir das Leben mit einem „unperfekten" Menschen unglaublich viel gegeben hat. Ich habe Solidarität erfahren, echte Gespräche erlebt, Freundschaften geschlossen, meine Maßstäbe für Wichtiges und Unwichtiges gewonnen und mich selber zu einer Persönlichkeit entwickelt.«

Annäherung an Ihr besonderes Kind

An die Stunde „Null" erinnern sich wohl alle Elternpaare sehr genau. Die einen mit einem Kloß im Hals, die anderen mit Wut im Bauch. Dabei ist es völlig gleichgültig, ob sich schon kurz nach der Geburt oder erst später herausstellt, dass mit dem Baby etwas nicht stimmt. Ein Schock ist es auf jeden Fall. Denn mit einem Schlag sind Hoffnungen zunichte gemacht und Pläne fraglich geworden. Klar, Menschen mit einer Behinderung hat jeder mal gesehen, aber jetzt ist da ein Baby, das eigene Kind, von dem man sagt, es sei von einer Behinderung bedroht. Gleichzeitig braucht dieser kleine Mensch sogar noch mehr als alle gesunden Kinder seine Eltern.

Keine Frage: Es gibt kaum eine Situation, die eine Familie mehr belastet als diese, und die Bemühungen, damit zurechtzukommen, sind ganz unterschiedlich. So gibt es die einen, die wie gelähmt sind. Sie versinken

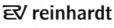

www.reinhardt-verlag.de

manchmal monatelang in Passivität. Sie wollen alles nicht wahrhaben oder sie grübeln und suchen nach Schuld bei sich oder anderen. Das genaue Gegenteil davon gibt es natürlich auch: hektische Aktivitäten. Da werden alle möglichen Anstrengungen unternommen, um die neuesten Therapien, die erfolgreichsten Operationen und die besten Fördermaßnahmen aufzutreiben. Nicht selten aber geht der Optimismus zu weit. Die Eltern klammern sich an die Hoffnung, dass alles oder zumindest das meiste „wegzutherapieren" sei. Ganz egal, wie der Einzelne reagiert, die Anfangszeit ist immer eine Ausnahmezeit.

Das gilt in ganz besonderer Weise auch für die so genannten „Frühchen". Die ganze Familie wird Hals über Kopf damit konfrontiert, dass hier ein besonders winziges Menschenkind viel zu früh auf die Welt gekommen ist. Meistens muss es noch lange im Krankenhaus bleiben und immer schwebt über den Eltern die Sorge, ob sich ihr Baby davon erholt oder ob irgendwelche Schäden zurückbleiben.

Manche Paare schweißt diese Zeit besonders zusammen. Nicht selten aber zerbrechen die Beziehungen an den vielfältigen Belastungen. Jedenfalls befinden sich Eltern in dieser Situation in einem Gefühlswirrwarr, bestehend aus Schuld- und Pflichtgefühlen, Angst und Trauer, Unsicherheit und Glück. Keiner weiß genau, was da auf ihn zukommt. Niemand kann exakt voraussagen, wie sich ein Kind entwickeln wird. Das hängt von zu vielen Dingen ab. Selbstverständlich gibt es Anhaltspunkte und Erfahrungswerte, die gewisse Vorhersagen erlauben, doch der Rahmen dessen, was im besten oder im schlimmsten Fall möglich ist, bleibt dennoch immer weit gesteckt. Diese Unsicherheit belastet natürlich. Wie lange der Zustand der Verunsicherung dauert, hängt von

ℝ/ reinhardt
www.reinhardt-verlag.de

der einzelnen Persönlichkeit ab und davon, wie sich das Leben mit dem Kind gestaltet.

Hat das neugeborene Baby außerdem spezielle gesundheitliche Probleme, so wird die erste Zeit mit dem Kind zusätzlich belastet. Am meisten an den Nerven zehrt aber, wenn man auf Dauer zu wenig Schlaf bekommt. Da wird es dann ganz schön schwierig, das Baby immer geduldig und liebevoll zu versorgen. Vor allem zu früh geborene Kinder muss man auch nachts regelmäßig füttern, was sehr lange dauern kann. Andere haben ein Überwachungsgerät, das eventuelle Atmungsaussetzer mit einem Piepsen registriert. Falscher Alarm ist dabei nicht selten...

Wenn die Säuglinge nach der Entlassung der Mutter noch länger in der Klinik bleiben müssen, beginnt – meist für die Mütter – eine besonders aufreibende Zeit. Vor allem wenn die Mutter ihr Kind mit Muttermilch versorgen möchte, pendelt sie ständig zwischen ihrem Zuhause und der Klinik hin und her, kommt nicht zur Ruhe und hat viel zu wenig Zeit, sich mit ihrem Kind näher zu beschäftigen, es richtig kennen zu lernen.

Solche und andere Startschwierigkeiten belasten das Verhältnis der Eltern zu ihrem Kind – und umgekehrt. Setzen Sie sich nicht unter Druck, alles perfekt erledigen zu müssen. Lassen Sie sich auf jeden Fall Zeit und seien Sie geduldig mit sich selbst!

Denn gleichzeitig fordert der Alltag sein Recht, und trotz aller Anfangsschwierigkeiten müssen jede Menge praktische Probleme gelöst werden. Da kann es z.B. darum gehen, Termine für weitere Untersuchungen zu vereinbaren oder bestimmte Therapien in die Wege zu leiten. Auch die Krankenkasse muss informiert werden, Ausweise und mögliche finanzielle Hilfen sollte man frühzeitig beantragen.

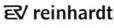

www.reinhardt-verlag.de

Glücklicherweise kehrt früher oder später meistens wieder Ruhe ins Familienleben ein. Obwohl wirklich alles anders ist als vorher, wird man doch sicherer im Umgang mit der gesamten Situation. Hilfe von außen ist dennoch bei fast allen irgendwann einmal nötig. Ob es sich dabei um bestimmte Fördermaßnahmen, medizinische Fragen oder Erziehungsprobleme handelt, Sie sollten sich auf jeden Fall nicht scheuen, Ratschläge von Fachleuten einzuholen.

Leseprobe (S. 9 – S. 11) aus:

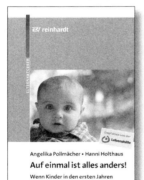

Angelika Pollmächer / Hanni Holthaus:
Auf einmal ist alles anders!
Wenn Kinder in den ersten Jahren
besondere Förderung brauchen
Mit einem Geleitwort von Otto Speck
2005. 111 Seiten.
(978-3-497-01774-4) kt

ℝ/ reinhardt
www.reinhardt-verlag.de

Menschen mit geistiger Behinderung

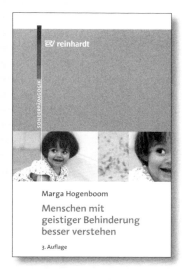

Marga Hogenboom
Menschen mit geistiger Behinderung besser verstehen
Angeborene Syndrome verständlich erklärt
Mit einem Geleitwort von Barbara Popp
3., durchges. Auflage 2010.
130 Seiten. Mit 8 Fotos.
(978-3-497-02181-9) kt

Marga Hogenboom erklärt sehr persönlich, bisweilen im Charakter eines Tagebuches, verschiedene geistige Behinderungen, die auf genetischen Veränderungen basieren. Mit Portraits von Einzelpersonen führt die Autorin feinfühlig an die unterschiedlichen Behinderungen heran, geht auf das Alltagsleben der Betroffenen und ihrer Familien ein und lässt so den individuellen Menschen hinter der Behinderung lebendig werden.
Vor allem Eltern, aber auch Betreuer und Betreuerinnen finden in diesem informativen Buch eine wertvolle Hilfe zum Verständnis der Welt derer, die mit einer geistigen Behinderung leben.

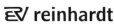

www.reinhardt-verlag.de

Vergesst die Geschwister nicht!

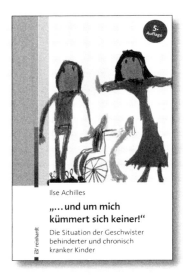

Ilse Achilles
"...und um mich kümmert sich keiner!"
Die Situation der Geschwister behinderter und chronisch kranker Kinder
Mit einem Geleitwort von Waltraud Hackenberg
5., aktual. Aufl. 2013. 192 S.
(978-3-497-02373-8) kt

Wenn in einer Familie Kinder mit und ohne Behinderung miteinander aufwachsen, sind nicht nur die Eltern gefordert. Auch die Geschwister sind beteiligt: wenn es darum geht, auf den autistischen Bruder aufzupassen, oder wenn sie zur Therapiestunde der geistig behinderten Schwester mitgenommen werden. Die Belastungen für die Geschwister können schwer wiegen, sie können aber auch eine Chance sein.

Ilse Achilles beschreibt, welche Chancen und Risiken mit der besonderen Familienkonstellation verbunden sind. Sie zeigt an vielen Beispielen, wie Eltern und soziales Umfeld die Entwicklung der Geschwister unterstützen und Gefährdungen vermeiden oder verringern können.

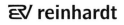

www.reinhardt-verlag.de

Bereits in der 7. Auflage!

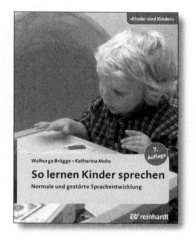

Walburga Brügge/Katharina Mohs
So lernen Kinder sprechen
Normale und gestörte
Sprachentwicklung
(»Kinder sind Kinder«; 9)
Mit Fotos von Astrid Zill
7., überarb. u. neu gest. Aufl. 2013.
116 Seiten. Innenteil zweifarbig
(978-3-497-02362-2) kt

»Ein doßer Hit im Hasser himmt!« – So oder ähnlich zeigen viele Kinder im Verlauf ihrer Sprachentwicklung Auffälligkeiten im Satzbau oder in der Lautbildung. Wie lange darf ein Kind Fehler machen, wenn es sprechen lernt? Was können Eltern für die Sprachentwicklung ihres Kindes tun?

Dieses Buch gibt Eltern einen Überblick über den Verlauf der normalen Entwicklung des Sprechens und erläutert die dazu notwendigen Voraussetzungen. Mögliche Störungen werden aufgezeigt und erklärt. Zahlreiche Spielvorschläge regen zu einem kreativen Umgang mit dem Sprechen an.

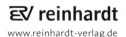

www.reinhardt-verlag.de

Sprachförderung kinderleicht

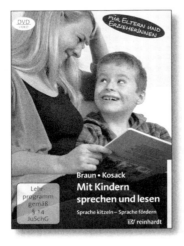

Wolfgang G. Braun / Janna Kosack
Mit Kindern sprechen und lesen
Sprache kitzeln – Sprache fördern
Mit Zusatzmaterial für
ErzieherInnen.
2012. DVD mit Film ca. 50 Min
(978-3-497-02324-0)

»Noch einmal, noch ein letztes Mal...« hören vorlesende Eltern und Großeltern immer wieder. Und wer erinnert sich nicht selbst gerne an spannende und gemütliche Vorlesestunden? Wir wissen heute, dass sich das gemeinsame Betrachten und das Sprechen über Bilderbücher positiv auf die sprachliche, emotionale und soziale Entwicklung von Kinderr auswirken.

Der Film „Mit Kindern sprechen und lesen" zeigt, worauf es beim Vorlesen und Sprechen mit Kindern von zwei bis acht Jahren ankommt, und was der Sprachentwicklung eher hinderlich ist. Zu jeder Altersgruppe (2–3 Jahre, 3–5 Jahre, 6–8 Jahre) gibt es ein eigenes Kapitel. Für alle Mamas und Papas, Omas und Opas, die mehr aus der „Märchenstunde" machen wollen!

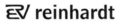 reinhardt

www.reinhardt-verlag.de

Tipps für die mehrsprachige Erziehung

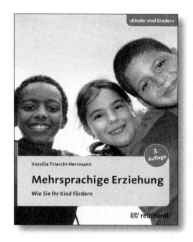

Vassilia Triarchi-Herrmann
Mehrsprachige Erziehung
Wie Sie Ihr Kind fördern
(»Kinder sind Kinder«; 25)
3., überarb. Auflage 2012
155 Seiten. Mit zahlr. Abb.
(978-3-497-02272-4) kt

Wenn Mama und Papa verschiedene Sprachen sprechen, haben Kinder die wertvolle Chance, mehrere Sprachen gleichzeitig zu lernen.

Eltern stellen sich viele Fragen: Wie bin ich selbst ein gutes Sprachvorbild für das Kind? Was mache ich, wenn mein Kind die Sprachen verwechselt? Wann sollte ich einen Sprachtherapeuten aufsuchen? Mit vielen Fallbeispielen und wertvollen Tipps vermittelt die Autorin den Eltern Handlungssicherheit für den mehrsprachigen Alltag.

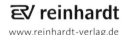

www.reinhardt-verlag.de

Wertvolle Anregungen für Eltern

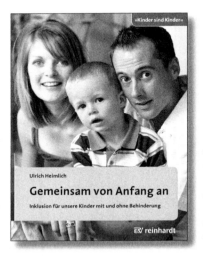

Ulrich Heimlich
Gemeinsam von Anfang an
Inklusion für unsere Kinder mit und ohne Behinderung
(»Kinder sind Kinder«; 38)
2012. 157 Seiten.
Innenteil zweifarbig
(978-3-497-02294-6) kt

Inklusion ist in aller Munde. Kinder mit und ohne Behinderungen sollen von Anfang an gemeinsam lernen und leben. Eltern stellen sich dabei viele Fragen:

- Kann mein Kind eine inklusive Krippe, Kita oder Schule besuchen?
- Wie kann ich dafür sorgen, dass es meinem Kind dort gut geht und es optimal gefördert wird?
- Ist auch nach der Grundschule gemeinsames Lernen möglich?
- Was passiert, wenn aus dem Kind allmählich ein Erwachsener wird?

Der Autor zeigt anhand vieler Praxisbeispiele einen inklusiven Bildungs- und Entwicklungsweg, gibt Eltern Tipps und Anregungen.

℞ reinhardt

www.reinhardt-verlag.de

Erholsamer Schlaf für Kinder

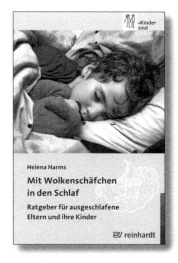

Helena Harms
**Mit Wolkenschäfchen
in den Schlaf**
Ratgeber für ausgeschlafene
Eltern und ihre Kinder
(»Kinder sind Kinder«; 34)
2009. 117 Seiten. 9 Tab.
Innenteil zweifarbig
(978-3-497-02059-1) kt

»Mein Kind schläft nicht« – diesen Stoßseufzer hört man oft von Eltern auch dann noch, wenn ihre Kinder schon im Vor- und Grundschulalter sind. Die Autorin zeigt, wie Eltern ihre Kinder liebevoll und behutsam auf ihrem Weg zum guten Schlaf begleiten. Sie erklärt, wie man mit Albträumen umgeht, Streitigkeiten um das Ins-Bett-Gehen entschärft und kleine Energiebündel schnell und sicher zur Entspannung bringen kann. Neben wichtigen Informationen über Schlafverhalten und Biorhythmus bei Kindern leiten zahlreiche Gute-Nacht-Geschichten zu einem Entspannungsritual an.

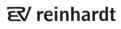

www.reinhardt-verlag.de

Bewährte Übungen und Anregungen

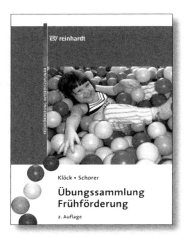

Irene Klöck / Caroline Schorer
**Übungssammlung
Frühförderung**
Kinder von 0–6
heilpädagogisch fördern
(Beiträge zur Frühförderung
interdisziplinär; 16)
2. Auflage 2011
277 Seiten. 114 Abb. 6 Tab.
(978-3-497-02256-4) kt

Frühförderung und Heilpädagogik tragen in besonderem Maß zu einer Früherziehung entwicklungsgefährdeter Kinder bei. Gerade im Vorschulalter, einer Zeit extremer Lernfähigkeit, ist es notwendig, Entwicklungsrisiken frühzeitig zu erkennen und gezielt zu behandeln.

Das Buch bietet eine Fülle an Fördermöglichkeiten, Übungen und Ideen für die praktische Arbeit. Mit Übungen zur Wahrnehmung, Motorik und Kognition, zu schulischen Fertigkeiten, zum Sozialverhalten und zur Sprache erhalten Heilpädagogginnen und ErzieherInnen immer neue Anregungen für eine abwechslungsreiche Gestaltung der täglichen Förderarbeit.

ℝ/ reinhardt
www.reinhardt-verlag.de

Frühförderung im Alltag der Familien

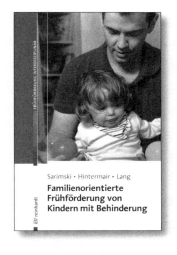

Klaus Sarimski / Manfred Hintermair /
Markus Lang
**Familienorientierte Frühförderung
von Kindern mit Behinderung**
(Beiträge zur Frühförderung
interdisziplinär; 17)
2013. 156 Seiten. 11 Abb.
(978-3-497-02354-7) kt

Familienorientierung und Lebensweltbezug gelten in der Frühförderung von Kindern mit Behinderung seit längerem als handlungsleitende Konzepte. Beziehungen zwischen Eltern und Kind sollen unterstützt und die Ressourcen der Eltern gestärkt werden. Wie gelingt es jedoch, familienorientierte Prinzipien konsequent in die Praxis zu übertragen?

Die erfahrenen Autoren stellen die Erfolgsbedingungen einer Frühförderung in und mit der Familie dar. Dabei gehen sie auf die besondere Situation der betroffenen Familien ein, nennen spezifische Herausforderungen und arbeiten die wichtigsten Bausteine einer familienorientierten Frühförderpraxis heraus – von der Gestaltung des Erstgesprächs bis zum Ablauf eines Hausbesuchs.
Mit vielen Fallbeispielen, Tipps und Checklisten!

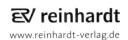

www.reinhardt-verlag.de

Bewährtes, instruktives Arbeitsbuch zur Frühförderung

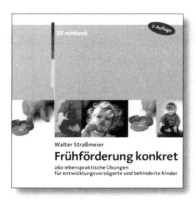

Walter Straßmeier
Frühförderung konkret
260 lebenspraktische Übungen für Kinder mit Entwicklungsverzögerungen und Behinderungen
Geleitwort von Otto Speck.
Mit zahlr. Illustrationen u. Abb.
7., durchges. Aufl. 2011. 290 S.
(978-3-497-02257-1) kt

Ein bewährtes, instruktives Arbeitsbuch zur Frühförderung. Die Förderanregungen ermöglichen eine gezielte erzieherische und therapeutische Arbeit mit entwicklungsverzögerten und behinderten Kindern im Alter von 0 bis 5.
Zu jeder Aufgabe werden Ziel, Material, methodisches Vorgehen und Querverbindungen detailliert beschrieben.

ℛ reinhardt
www.reinhardt-verlag.de